TEXIAO XUEWEI

特效穴位按摩大图册

海峡出版发行集团 | 福建科学技术出版社
THE STRAITS PUBLISHING & DISTRIBUTING GROUP | FUJIAN SCIENCE & TECHNOLOGY PUBLISHING HOUSE

主　编：吴明霞

副主编：张霖云　林银英

编　委：陈　婕　陈燕晴　郑美珍　卓梦真　庄俊文
吴志浩　林清云　林字伟　程志强　庄智迪

ANMO
DATUCE

图书在版编目（CIP）数据

特效穴位按摩大图册 / 吴明霞主编.—福州：福建科学技术出版社，2022.7
ISBN 978-7-5335-6739-2

Ⅰ.①特… Ⅱ.①吴… Ⅲ.①穴位按压疗法—图集 Ⅳ.①R244.1-64

中国版本图书馆CIP数据核字（2022）第079699号

书　　名　特效穴位按摩大图册
主　　编　吴明霞
出版发行　福建科学技术出版社
社　　址　福州市东水路76号（邮编350001）
网　　址　www.fjstp.com
经　　销　福建新华发行（集团）有限责任公司
印　　刷　福州德安彩色印刷有限公司
开　　本　635毫米×965毫米　1/8
印　　张　9
图　　文　72码
版　　次　2022年7月第1版
印　　次　2022年7月第1次印刷
书　　号　ISBN 978-7-5335-6739-2
定　　价　42.80元

目录 | CONTENTS

扫一扫，快速取穴看得到

十四经特效穴位按摩速查

手太阴肺经

本经主治：①咳嗽、气急、喘息等呼吸系统病症。②心烦、胸闷、上臂及前臂内侧疼痛不适等经脉循行部位的病症。

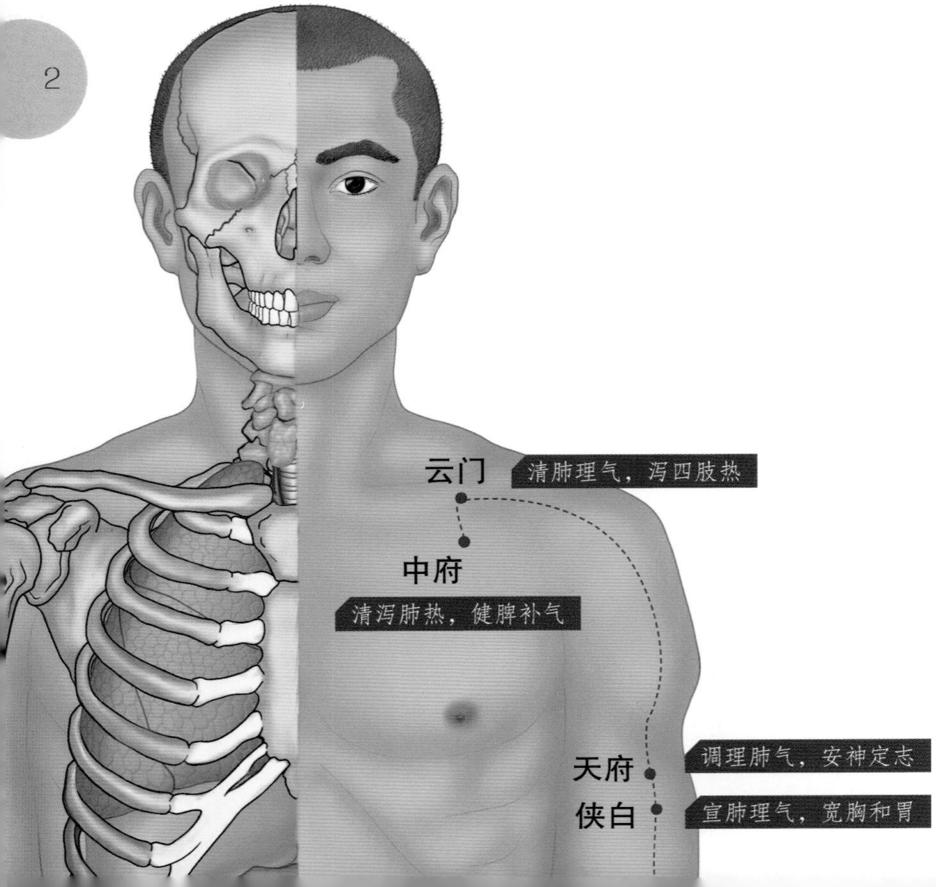

●中府——肺部病症按中府

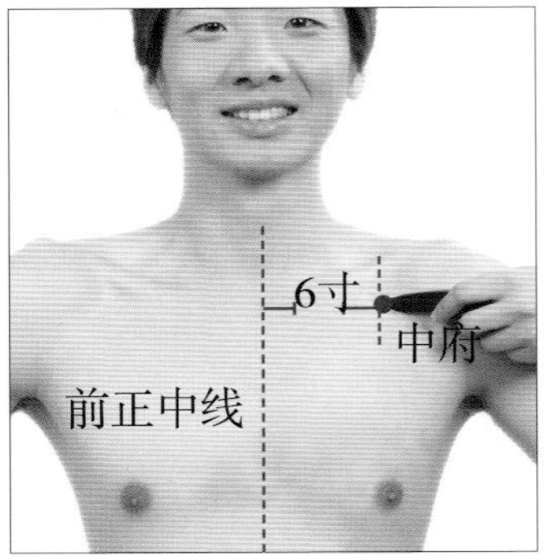

定位：在前胸部，横平第1肋间隙，锁骨下窝外侧，前正中线旁开6寸。

快速取穴：双手叉腰，锁骨外侧端下方可见一凹陷处，从凹陷处向下量1横指处即是。

功效主治：清泻肺热，健脾补气。主治咳嗽，气喘，胸痛，肩周炎，背痛。

特效按摩：①点按中府，按压30秒后放开，重复按压几次，每日坚持能防治咳嗽气喘、肩背痛等。②按揉中府、膻中各5分钟，感觉到酸胀时即可，每日2次，可缓解胸闷，宽胸理气。

●列缺——头颈部疾病寻列缺

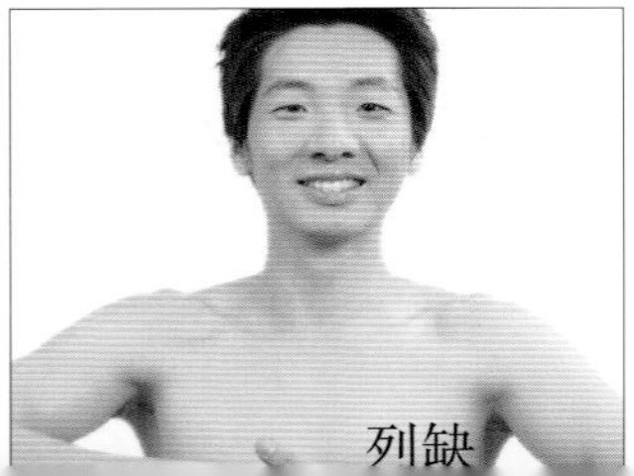

定位：在前臂外侧，腕掌侧远端横纹上1.5寸，拇短伸肌腱与拇长展肌腱之间，拇长展肌腱沟的凹陷中。

快速取穴：两手虎口相交，一手示指压在另一

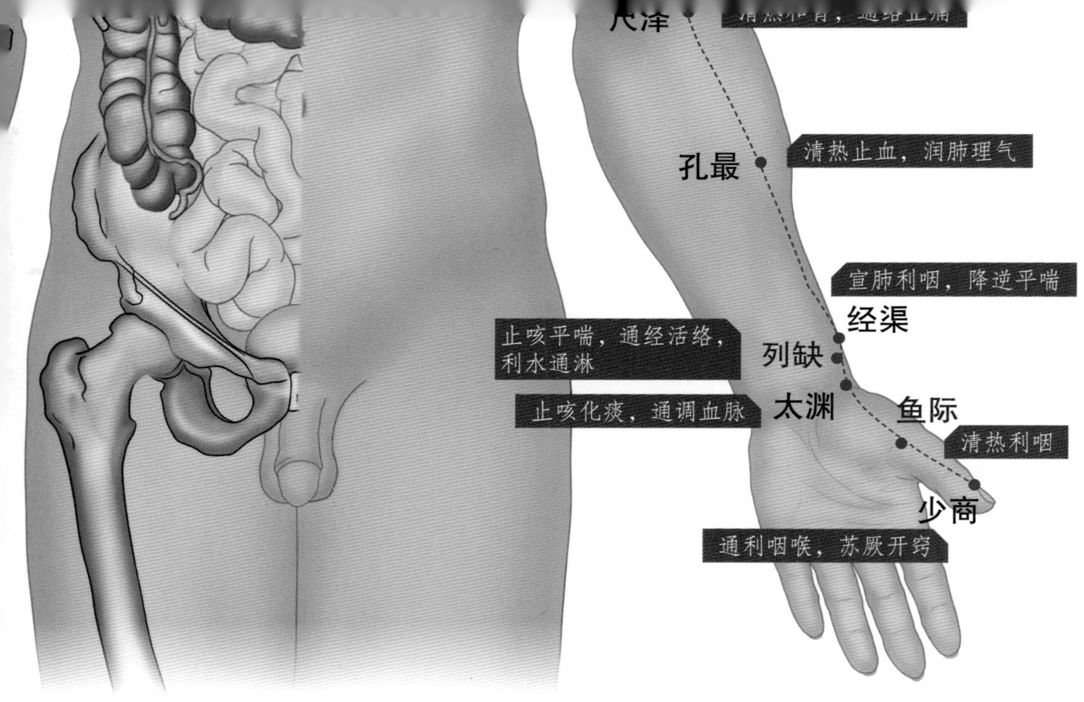

主治咳嗽，气喘，咽喉肿痛，头痛，牙痛，项强，口眼歪斜。

特效按摩：①早晚按揉列缺5分钟，以酸胀为度，能治疗面神经麻痹。②拇指向下直按30秒后放开，或握空拳敲打数分钟，缓解颈部僵硬、牙痛。

●鱼际——清热利咽治咳嗽

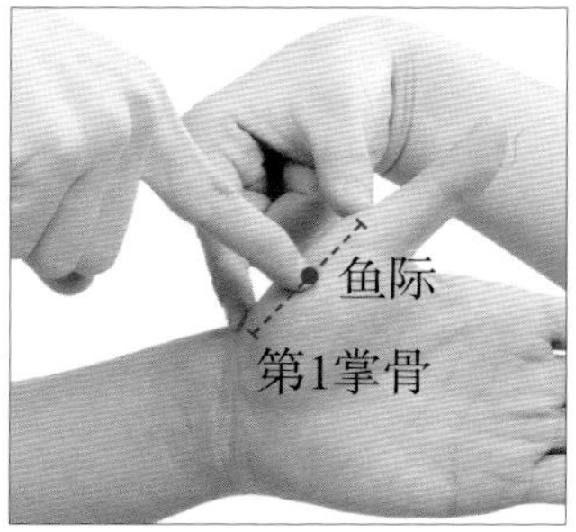

定位：在手掌，第1掌骨桡侧中点赤白肉际处。

快速取穴：仰掌，在第1掌指关节后第1掌骨中点，大鱼际肌的赤白肉际处。

功效主治：清热利咽。主治咳嗽，咯血，咽干，咽喉肿痛，失音，小儿疳积。

特效按摩：拇指向下按压约30秒后放开，或重复点按该穴几次，以酸胀为度，能治疗咳嗽、咯血、失音。

穴名	主治	特效按摩
云门	咳嗽气喘，胸痛，肩周炎，背痛	环形按揉云门，感觉到酸胀即可，每日2次，对肩周炎、胸痛有一定的治疗效果
天府	咳嗽气喘，鼻出血，上臂痛	提捏天府附近的肌肉，用拇指按压天府，按压30秒后放开，重复几次，能改善哮喘症状
侠白	咳嗽气喘，干呕，上臂痛	示指与中指并拢，向下按压侠白3~5次并配合圈状按摩，能改善上肢神经痛、慢性支气管炎、儿童哮喘等
尺泽	咳嗽气喘，咯血，咽喉肿痛，肘臂挛痛，急性吐泻，中暑，小儿惊风	用拇指指端按于尺泽，按压30秒后放开，重复按压几次，能改善支气管炎
孔最	咳嗽气喘，咽喉肿痛，肘臂挛痛	以拇指下压孔最30秒后放开，按压几次，或握空拳敲打数分钟，可缓解各种肺部急性病症
经渠	咳嗽气喘，胸痛，咽喉肿痛，手腕痛	示指与中指并拢，向下按压经渠3~5次并配合圈状按摩，能改善腕关节不适、疼痛等
太渊	咳嗽气喘，无脉症，腕臂痛	按揉太渊、列缺、肺俞、中府各5分钟，以酸胀为度，可止嗽定喘
少商	咽喉肿痛，鼻出血，高热，昏迷	用对侧手的示指和拇指捏住少商处的拇指末节，用拇指按压本穴能减轻咽喉肿痛

手阳明大肠经

本经主治：①目赤、咽喉肿痛、牙痛、口眼歪斜、耳鸣、耳聋等头面部五官病症。②中暑、昏厥等热病。③腹痛、腹泻等消化系统病症。④荨麻疹、湿疹等皮肤病症。⑤上臂部疼痛等经脉循行部位的病症。

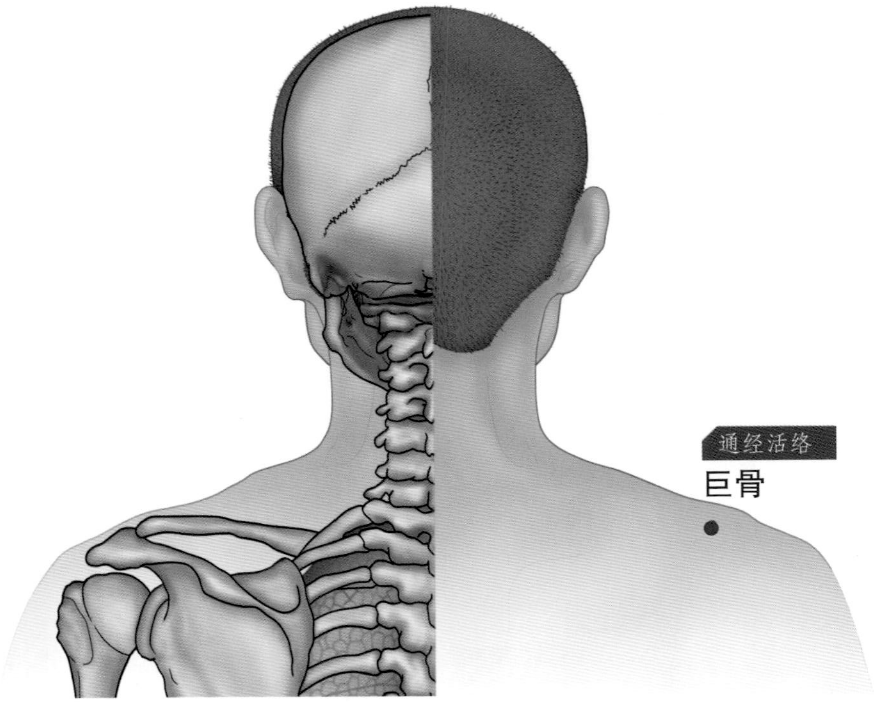

●合谷——面部疾病合谷收

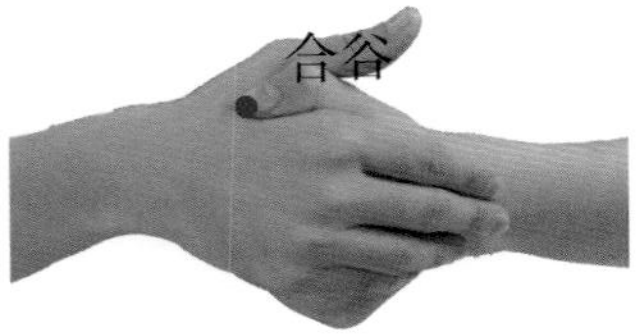

定位：在手背，第1掌骨和第2掌骨之间，约平第2掌骨桡侧的中点。

快速取穴：以一手的拇指掌面指间关节横纹，放在另一手的拇、示指的指蹼缘上，屈指当拇指尖尽处即是。

功效主治：镇静止痛，通经活络，清热解表。主治头痛，牙痛，目赤肿痛，鼻出血，腮腺炎，牙关紧闭，口眼歪斜，发热，滞产，经闭，过敏性鼻炎，面部皮肤问题。

特效按摩：①按摩合谷可止牙痛，如右牙痛取左合谷，左牙痛取右合谷。此时如果同时按揉牙痛点，效果更佳。②每日按摩双手合谷各40~50次，以酸胀为度，可改善雀斑等面部皮肤问题。③使用拇指的螺纹面或者中指的螺纹面点按合谷15分钟，可调养胃肠。④合谷还是一个急救穴。如因中毒、中风、虚脱等导致晕厥时，可用拇指掐捏合谷，持续2~3分钟，一般可缓解。

注：孕妇禁用。

●手三里——腹痛、腹胀时试试它

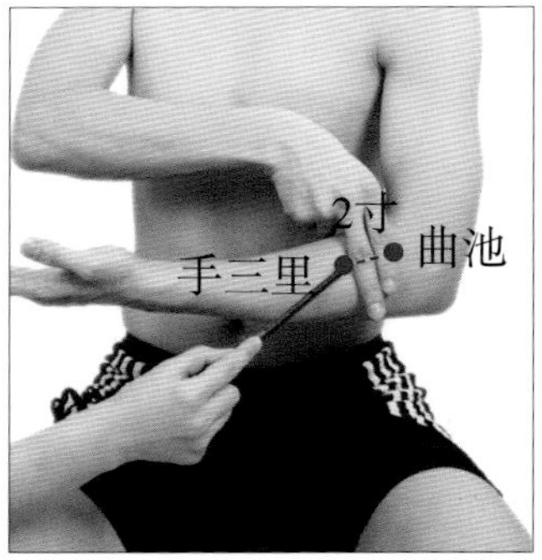

定位：在前臂后外侧，肘横纹下 2 寸，阳溪与曲池连线上。

快速取穴：侧腕屈肘，从曲池沿阳溪与曲池的连线向下量约 2 寸处。

功效主治：通经活络，清热明目，调理肠胃。主治肩臂麻木，上肢不遂，肱骨外上髁炎（网球肘），腹痛，腹泻，牙痛颊肿，食欲不振。

特效按摩：①用拇指点揉对侧本穴 3~5 分钟，对腹痛、腹胀、腹泻、手三里处有明显酸胀感者有奇效。②以拇指垂直向下按压 30 秒后放开或拇指弹拨，重复 10 次。左右穴都做，可缓解臂疼不能伸。

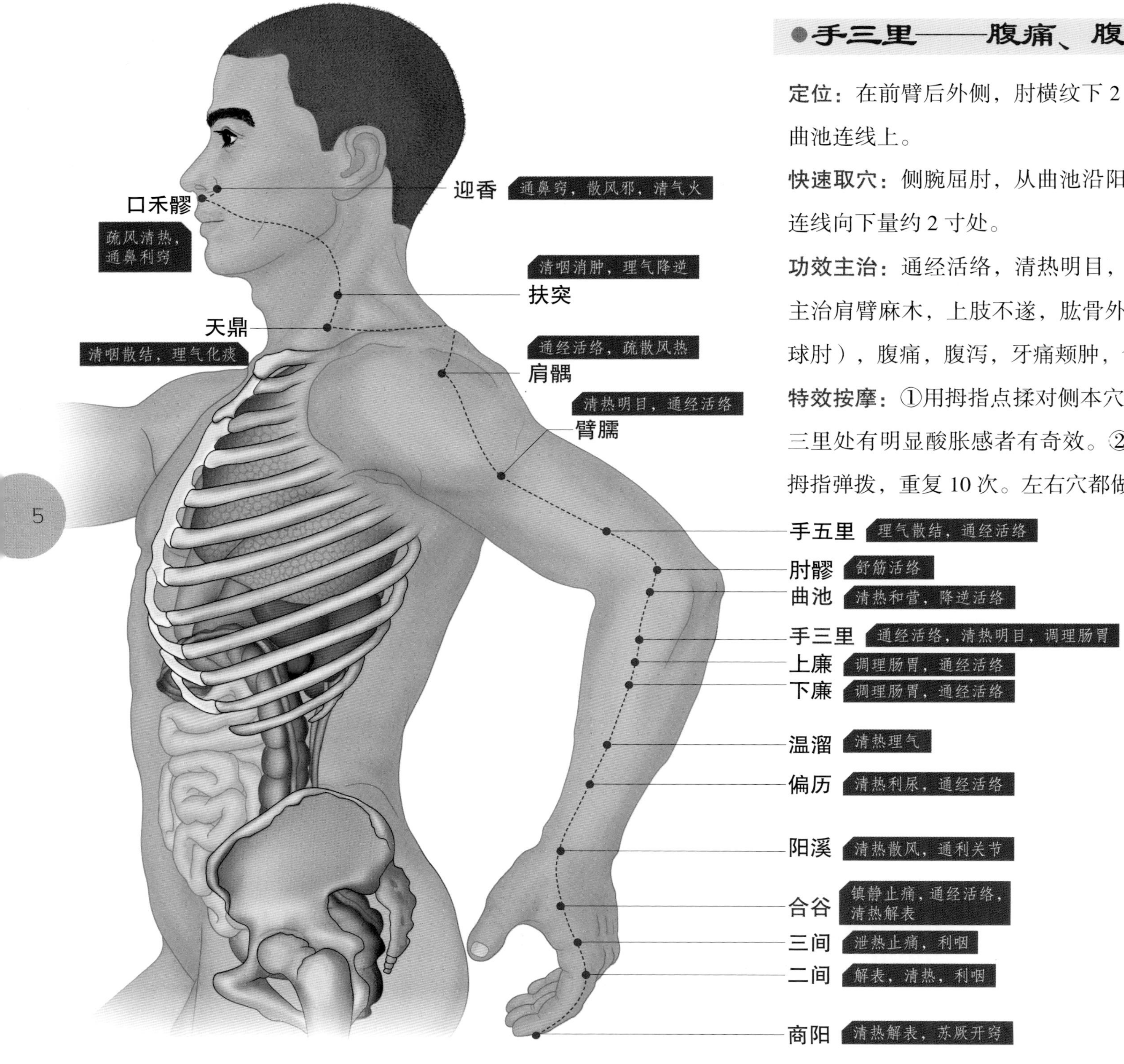

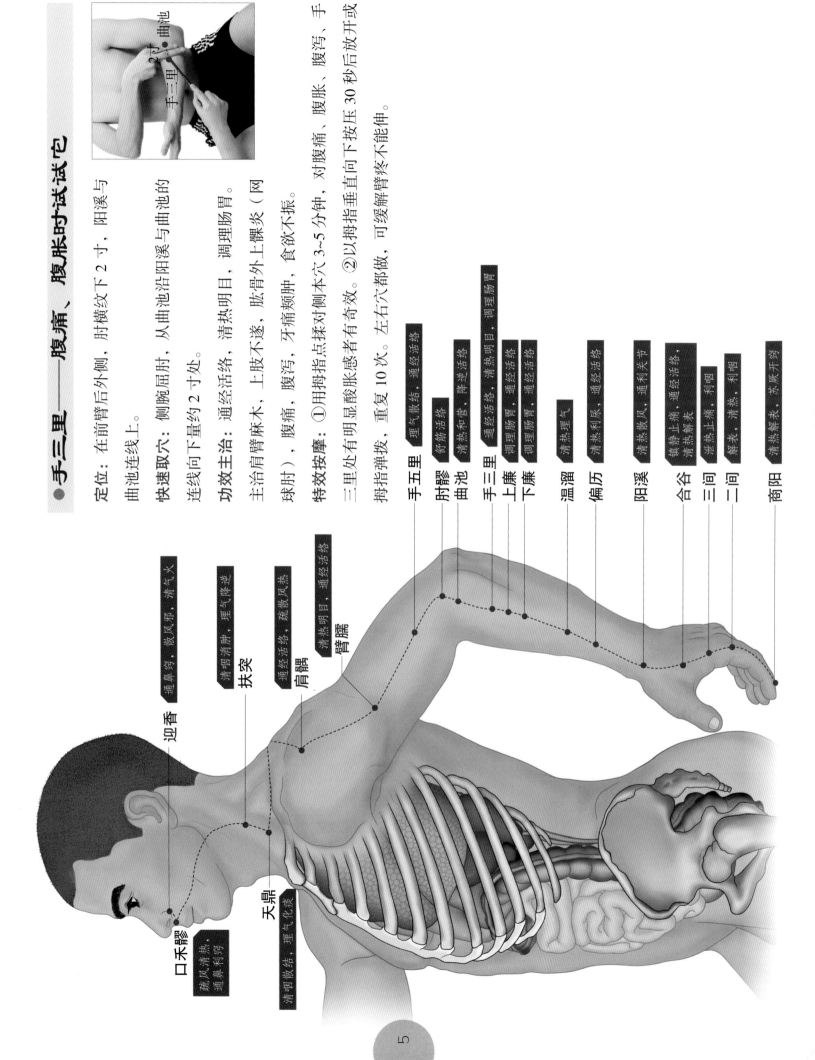

曲池——降逆活络效果好

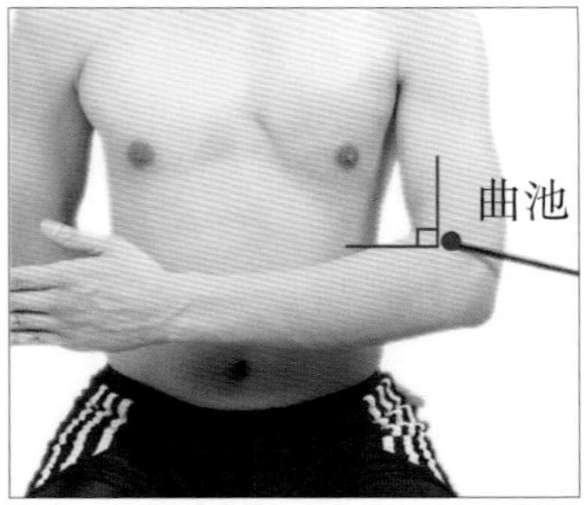

定位：在肘外侧，尺泽与肱骨外上髁连线的中点处。

快速取穴：90° 屈肘，肘横纹外侧端外凹陷中即是。

功效主治：清热和营，降逆活络。主治热病，咽喉肿痛，牙痛，头痛，高血压，眩晕，上肢不遂，手臂肿痛，颈淋巴结结核，荨麻疹，腹痛，吐泻，月经不调，单纯性肥胖。

特效按摩：①以拇指指腹垂直按压曲池，每次 1~3 分钟，每日 2 次，或用手掌拍击直至出痧，配合合谷、外关治疗感冒发热、咽喉痛效果好。②配合肩髃、外关治疗上肢疼痛或无力，效果颇佳。③每日按压曲池 1~2 分钟，使酸胀感向下扩散，有预防高血压的作用。

臂臑——手臂功能锻炼需要它

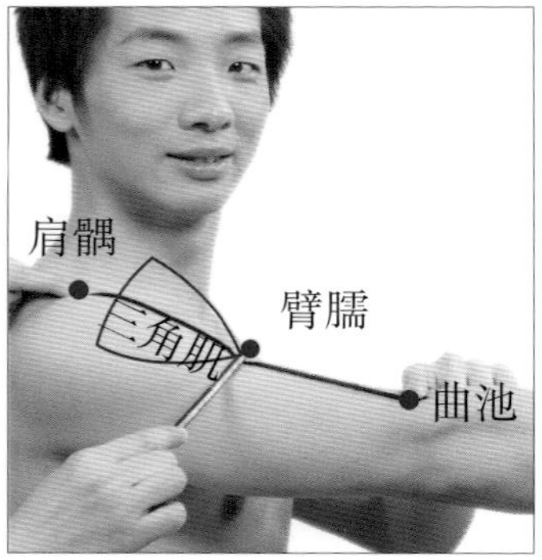

定位：在臂外侧，在曲池与肩髃连线上，三角肌前缘处。

快速取穴：屈肘，紧握拳，上肢用力令其紧张，三角肌下端偏内侧处即是。

功效主治：清热明目，通经活络。主治肩臂痛，颈淋巴结结核，目疾。

特效按摩：手臂功能锻炼时，用拇指压住臂臑，四指抓住手臂向外捏拎 5~10 分钟，以酸胀为度，配合艾灸效果更佳。

肩髃——肩部的保健医生

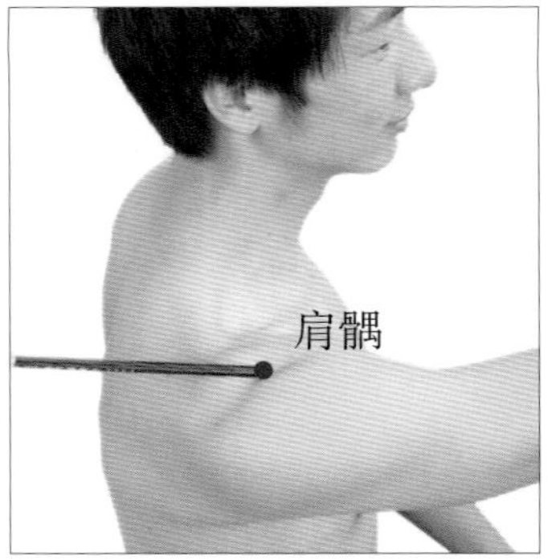

定位：在肩带部，肩峰外侧缘前端与肱骨大结节两骨间凹陷中。

快速取穴：上臂外展至水平位，在肩部高骨旁，可见两个凹陷，前一凹陷处即是。

功效主治：通经活络，疏散风热。主治上肢不遂，肩痛不举，颈淋巴结结核，荨麻疹。

特效按摩：示指、中指并拢，用指腹按压或用大鱼际处搓揉肩髃 3~5 分钟，同时活动肩膀，每日 2 次，缓解肩颈部肌肉酸痛效果佳。

迎香——扫除鼻炎烦恼

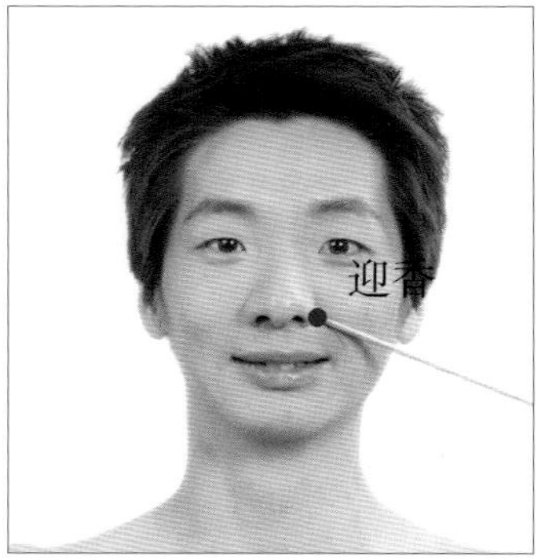

定位：在面部，鼻翼外缘中点旁，鼻唇沟中。

快速取穴：用手指从鼻翼沿鼻唇沟向上推，至中点处可触及一凹陷处即是。

功效主治：通鼻窍，散风邪，清气火。主治鼻塞，流鼻涕，鼻出血，口眼歪斜，面痒，胆道蛔虫病，牙龈炎。

特效按摩：①双手示指按压本穴，每次 1~3 分钟，按摩至发热，每日 2 次，可有效改善鼻塞、流涕、过敏性鼻炎症状。②配合四白、地仓可治疗面神经麻痹。

穴名	主治	特效按摩
商阳	咽喉肿痛，牙痛，耳聋，发热，昏迷，手指麻木，高血压	中暑时，掐按商阳、少商、中冲，有急救之效
二间	咽喉肿痛，牙痛，鼻出血，发热，小儿惊风	用示指指腹按压二间、合谷，每次 5 分钟，每日 2 次，可缓解牙痛
三间	目痛，目视不清，牙痛，咽喉肿痛，手背肿痛，风湿性关节炎	用拇指指甲垂直掐按三间、攒竹，各掐按 1~3 分钟，可治疗目视不清
阳溪	头痛，目赤肿痛，牙痛，咽喉肿痛，手腕痛，风湿性关节炎，低血压	用拇指指甲掐按阳溪、列缺，每次 3~5 分钟，可治疗腕部腱鞘炎
偏历	目赤，耳聋，鼻出血，咽喉痛，水肿，手臂酸痛，腱鞘炎，牙痛	牙痛时若偏历处可扪及条索状物或压痛明显时，可时常搓揉，至条索散开或压痛减轻为度
温溜	头痛，面肿，痤疮，咽喉肿痛，肠鸣腹痛，肩背酸痛，鼻出血，痔疮	拇指按揉温溜 3~5 分钟，每日 2 次，以酸胀为度，对新发痤疮有一定的治疗效果
下廉	头痛，眩晕，目痛，腹胀，腹痛，肘臂挛痛，牙痛，牙龈炎，扁桃体炎	按揉下廉并给予强刺激，可减轻下腹疼痛，按揉时以腹痛缓解为度
上廉	手臂麻木，半身不遂，腹痛，肠鸣，牙痛	按揉上廉并给予强刺激，可减轻上腹疼痛，按揉时以腹痛缓解为度
肘髎	肘臂肌肉酸痛、麻木、挛急，风湿性关节炎	用拇指指腹按揉肘髎，每次 3~5 分钟，每日 2 次。长期坚持，对上肢、肩臂部有良好的保养作用，可预防肩周炎
手五里	肘臂挛痛，肩痛，颈淋巴结结核	拇指指腹按揉手五里，每次 1~3 分钟，对上肢有很好的保养作用
巨骨	肩臂疼痛，冈上肌腱炎，半身不遂，惊痫，吐血等	肩周炎患者手臂后伸受限时，按压本穴，以酸胀或局部疼痛缓解为度，每日 2 次
天鼎	突然失音，咽喉肿痛，吞咽困难，颈部旋转不利等	拇指按揉天鼎 1~3 分钟，以酸胀为度，若有麻感向手传导更佳，可治疗颈部左右旋转不利
扶突	甲状腺肿大，急性喉炎，咽喉肿痛，咳嗽气喘，膈肌痉挛，反酸，妊娠反应	示指和中指并拢轻按 1~3 分钟，治疗自觉喉咙有痰者效果甚佳
口禾髎	鼻塞，口歪，口噤等	拇指端有节奏地推按本穴，每次 1~3 分钟，每日 2 次，可治疗鼓腮漏气的面瘫

足阳明胃经

本经主治：①呕吐、腹胀、腹痛、水肿、食欲不振等消化系统病症。②目赤、咽喉肿痛、牙痛、口角歪斜、耳鸣、耳聋等头面五官病症。③昏厥、癫狂、中风等神志病症。④咳嗽气喘、膝关节肿痛等经脉循行部位的病症。⑤对部分腧穴有强壮作用。

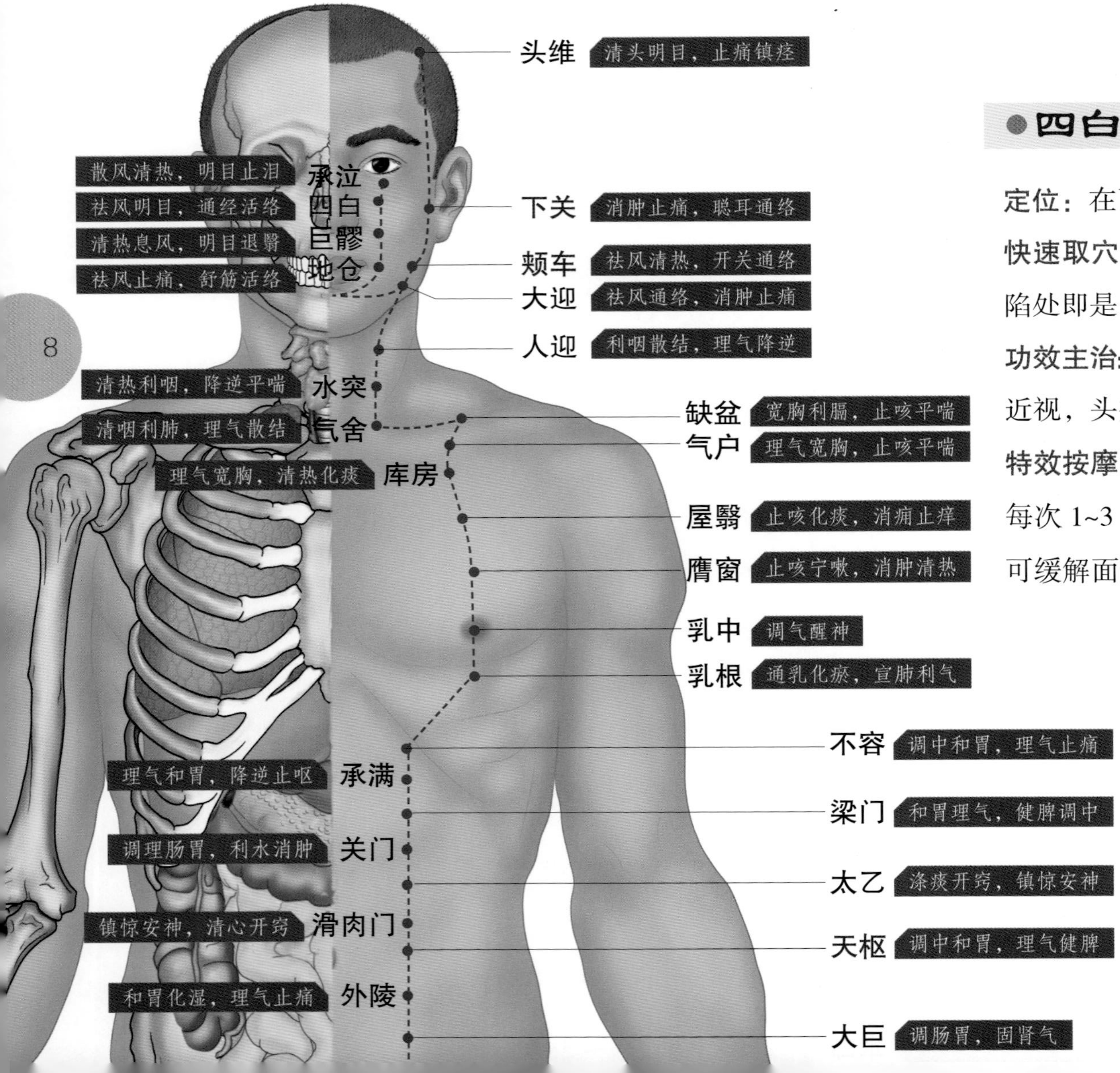

●四白——祛风明目疗效佳

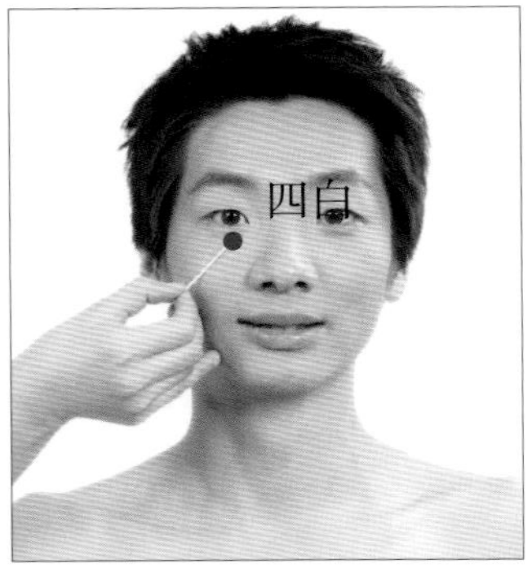

定位： 在面部，眶下孔处。

快速取穴： 直视前方，瞳孔直下，在眶下孔凹陷处即是。

功效主治： 祛风明目，通经活络。主治目赤肿痛，近视，头痛，牙痛，黄褐斑，面部痉挛。

特效按摩： 示指指腹按揉本穴，有酸胀感为佳，每次 1~3 分钟，每日早、中、晚各 1 次，可缓解眼疲劳、眼干涩等，亦可缓解面部痉挛。

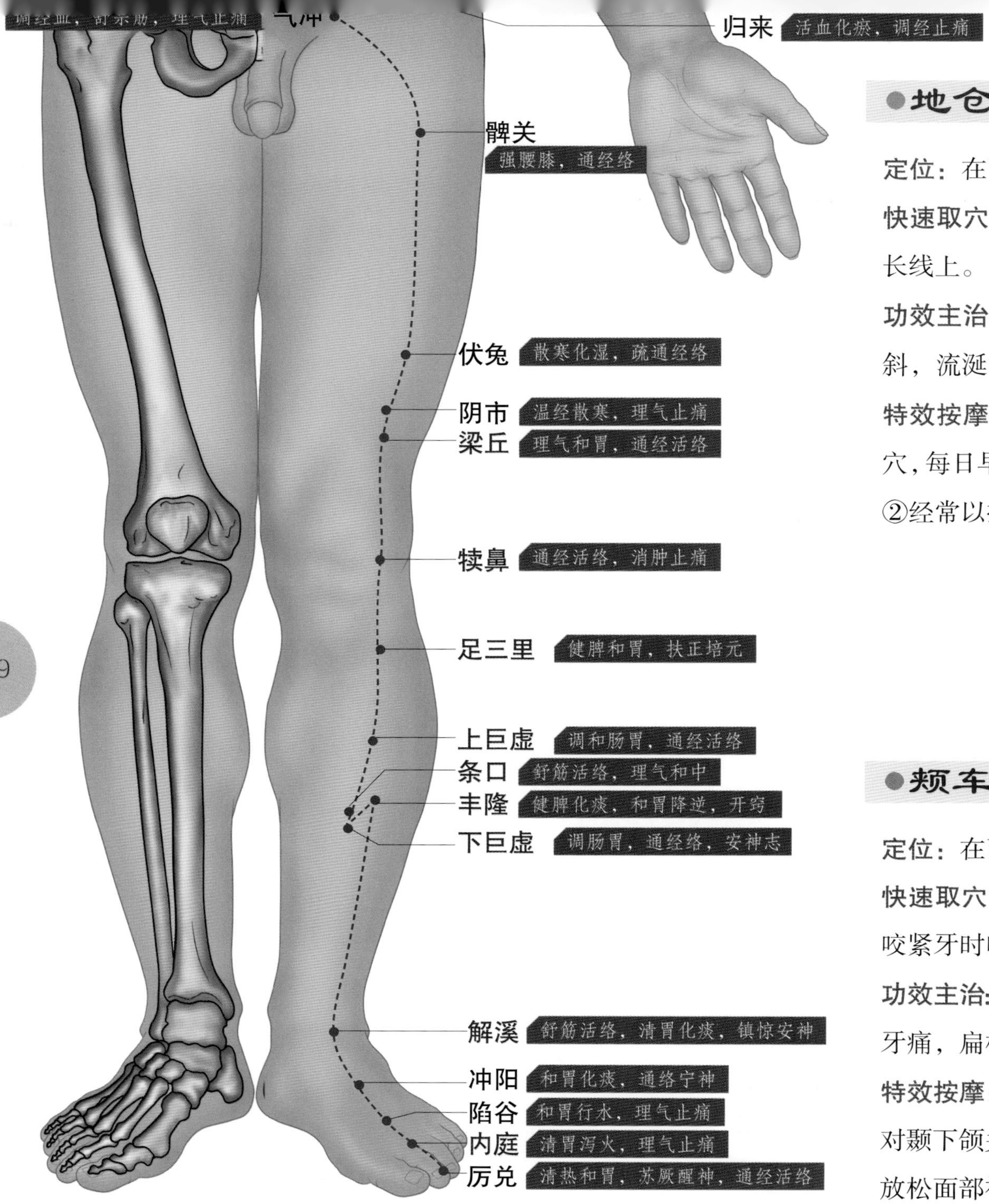

●地仓——提拉养颜驻青春

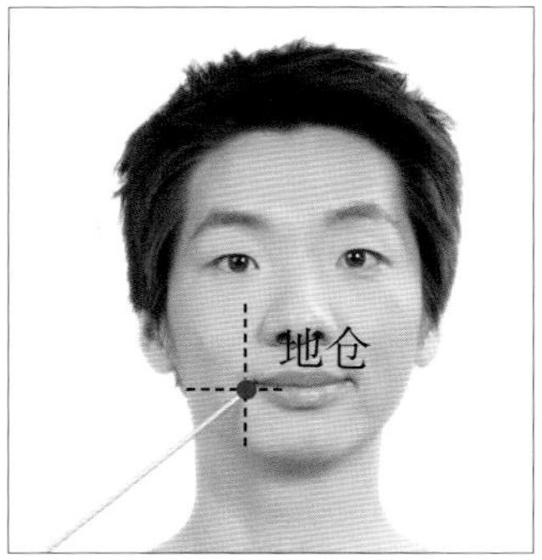

定位：在面部，口角旁开 0.4 寸。

快速取穴：口角旁，本穴在鼻唇沟或鼻唇沟延长线上。

功效主治：祛风止痛，舒筋活络。主治口眼歪斜，流涎，眼睑痉挛，三叉神经痛。

特效按摩：①轻闭口，用示指指甲垂直下压本穴，每日早、晚各 1 次，每次 1~3 分钟，有改善面部松弛、提拉嘴角的功效。②经常以拇指或示指点按本穴可治疗口角炎、小儿流涎。

●颊车——口眼歪斜寻颊车

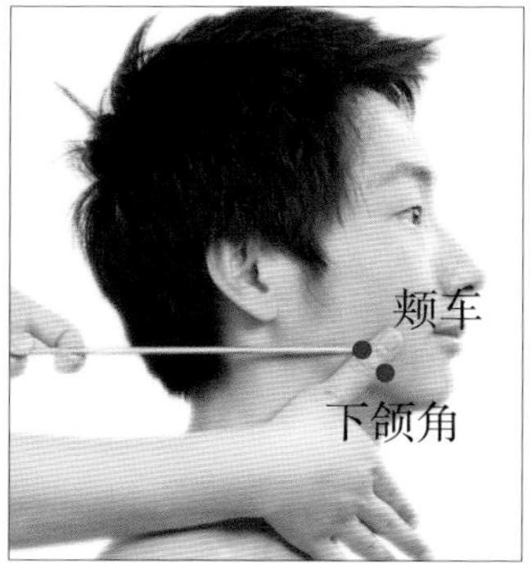

定位：在面部，下颌角前上方一横指。

快速取穴：沿下颌角角平分线上一横指，闭口咬紧牙时咬肌隆起，放松时按之有凹陷处即是。

功效主治：祛风清热，开关通络。主治口眼歪斜，牙痛，扁桃体炎，颞下颌关节炎，腮腺炎。

特效按摩：拇指按揉双侧本穴，每次 3~5 分钟，对颞下颌关节炎、腮腺炎有一定的保健作用，亦可缓解牙痛，松解咬肌，放松面部神经。

●下关——口耳病症的常备穴

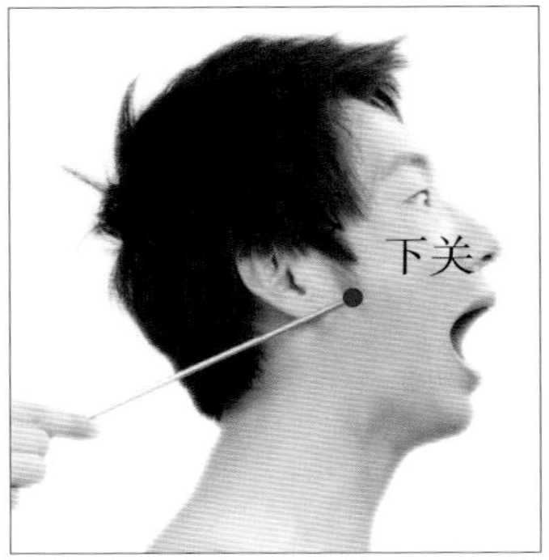

定位：在面部，颧弓下缘中央与下颌切迹之间凹陷中。

快速取穴：耳屏向前 1 横指可触及一高骨，其下方有凹陷处即是。

功效主治：消肿止痛，聪耳通络。主治耳聋，耳鸣，牙痛，口眼歪斜，高血压，颞下颌关节炎。

特效按摩：①用双手示指、中指按揉穴位，每次 1~3 分钟，以酸胀为度，能够有效地治疗耳鸣、耳聋，对下颌脱臼、颞颌关节功能紊乱等也有显著疗效。②长期坚持每日点按本穴还能辅助治疗高血压，缓解眩晕。

●天枢——调中和胃疗效好

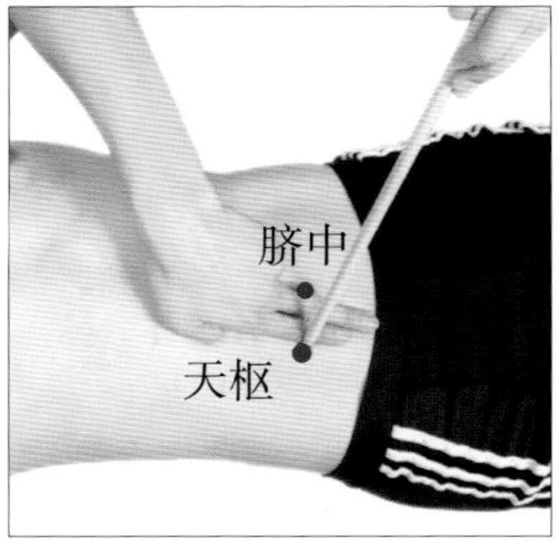

定位：在上腹部，横平脐中，前正中线旁开 2 寸。

快速取穴：从肚脐中旁开 2 横指处即是。

功效主治：调中和胃，理气健脾。主治腹胀肠鸣，绕脐腹痛，便秘，泄泻，痢疾，女子腹部肿块，月经不调，痛经，肥胖。

特效按摩：①经常按摩本穴可改善胃肠功能，治疗便秘、胃肠炎、小儿腹泻等。②以拇指向下按压 30 秒后放开，重复按压几次；

●足三里——善治腹部、下半身病痛

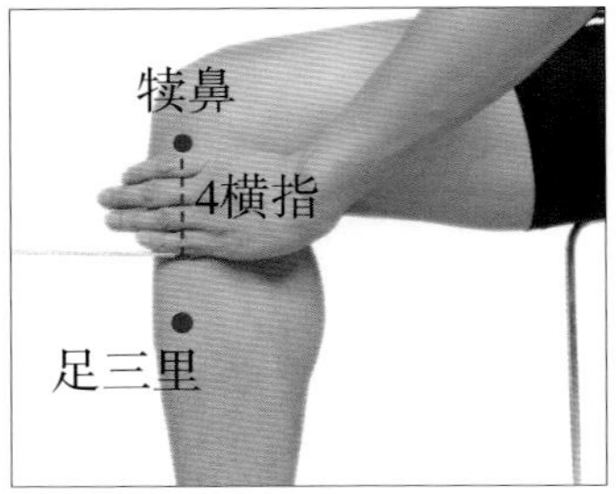

定位：在小腿外侧，犊鼻下 3 寸，犊鼻与解溪连线上。

快速取穴：犊鼻直下量 4 横指处即是。

功效主治：健脾和胃，扶正培元。主治胃痛，呕吐，反胃，腹胀，腹痛，肠鸣，消化不良，泄泻，便秘，痢疾，乳腺炎，虚劳羸瘦，咳嗽气喘，心悸气短，头晕，失眠，癫狂，膝痛，下肢痿痹，水肿，黄褐斑，少年白发，更年期综合征，产后缺乳，高脂血症。

特效按摩：①经常用指间关节按摩本穴，每日 5~10 分钟，可以增强体质、消除疲劳、延缓衰老，还可降低血脂。②胃痛时稍用力按揉本穴 50~60 次，以酸胀为度，配合梁丘、内关效更佳。③以拇指向下直按 30 秒后放开，重复按压几次；或握空拳敲打数分钟。左右穴都做，可缓解各种疼痛，尤其是腹部、下半身病痛。

注：孕妇禁用。

●上巨虚——可解毒通便

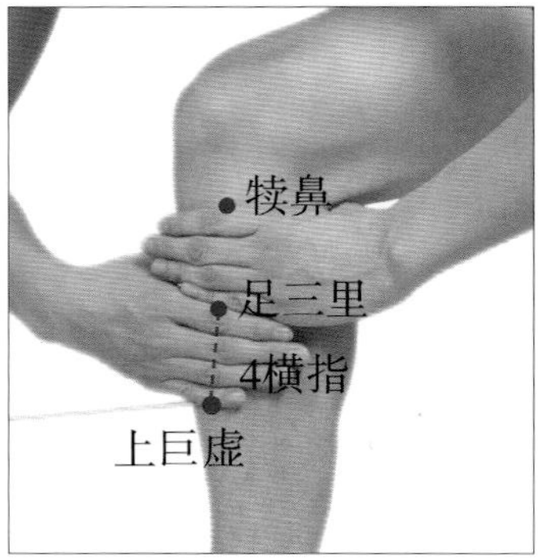

定位：在小腿外侧，犊鼻下 6 寸，犊鼻与解溪连线上。

快速取穴：当犊鼻向下，直量两次 4 横指处，当胫、腓骨之间即是。

功效主治：调和肠胃，通经活络。主治肠痛，阑尾炎，泄泻，便秘，下肢痿痹。

特效按摩：①若遇排便不畅，可在平时用拇指按揉本穴，每日 3~5 分钟，可有效改善。②用拇指指腹用力按压、揉按该穴，操作 3~5

●梁丘——治疗胃痛效果好

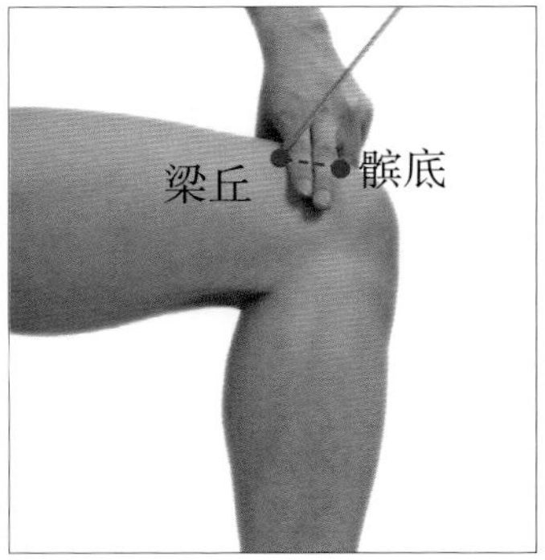

定位：在股前外侧，髌底上 2 寸，股外侧肌与股直肌肌腱之间。

快速取穴：屈膝，在大腿前面，髂前上棘与髌底外侧端连线上，髌底上约 2 横指处。

功效主治：理气和胃，通经活络。主治急性胃炎，乳腺炎，膝关节肿痛，下肢不遂，胃痛，腹泻。

特效按摩：①胃痛时点揉本穴，直至局部压痛感减轻，按摩后胃痛多有好转。②以拇指向下按 30 秒后放开，重复几次；或握空拳敲打数分钟。左右穴都做，对急性胃病发作有急救之效。

●犊鼻——膝部不适就找它

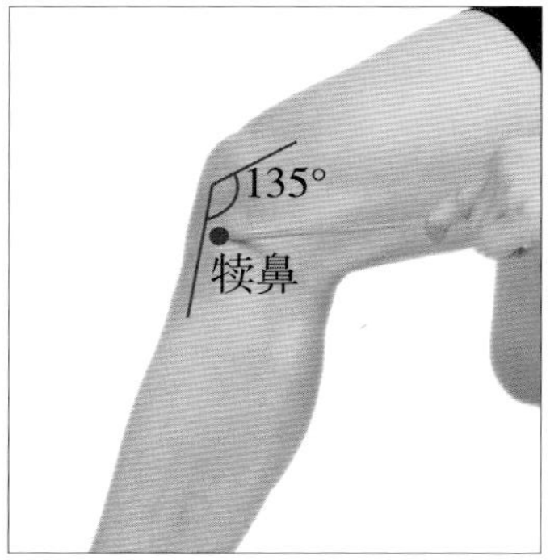

定位：在膝前侧，髌韧带外侧凹陷中。

快速取穴：坐位，屈膝成 135°，在髌骨下缘，髌韧带外侧凹陷中。

功效主治：通经活络，消肿止痛。主治膝肿痛，肛门括约肌功能消失或减退。

特效按摩：①经常以拇指点按本穴，对肛门括约肌功能消失或减退有很好的治疗、保健作用。②揉按犊鼻 5 分钟，可减轻剧烈运动造成的膝关节疼痛，长期坚持用中指指腹按摩该穴，每次 1~3 分钟，可以改善膝部疼痛、酸软等。

●条口——舒筋活络

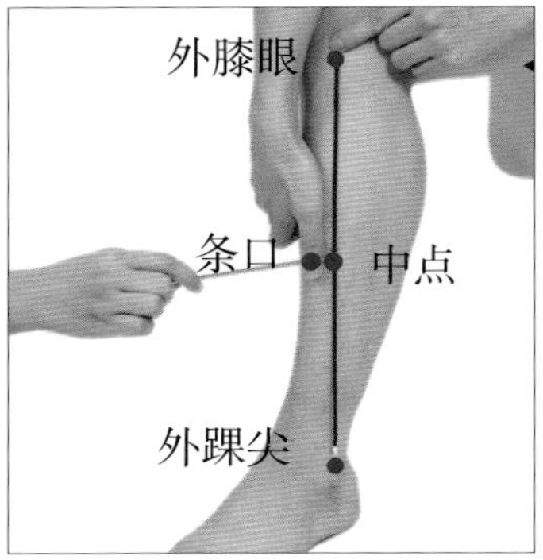

定位：在小腿外侧，犊鼻下 8 寸，犊鼻与解溪连线上。

快速取穴：侧坐屈膝，从足三里直下，于外膝眼与外踝尖连线之中点同高处取穴。

功效主治：舒筋活络，理气和中。主治下肢痿痹，肩臂痛，膝关节疼痛，下肢发冷。

特效按摩：①肩关节活动不利时，可用力掐按对侧本穴，以酸胀明显为度，同时活动患者肩关节，每次 2~3 分钟。②用中指指腹适当用力按揉本穴，可缓解下肢痿痹。

●下巨虚——消化不良按揉它

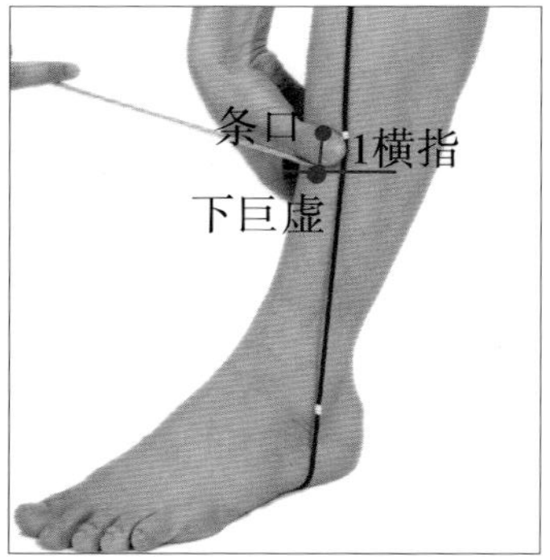

定位：在小腿外侧，犊鼻下 9 寸，犊鼻与解溪连线上。

快速取穴：从条口向下量 1 横指，在胫、腓骨之间凹陷处。

功效主治：调肠胃，通经络，安神志。主治小腹痛，泄泻，痢疾，乳腺炎，下肢痿痹。

特效按摩：若遇泻下未消化的食物，可长期按揉本穴，每次 3~5 分钟。

丰隆——除湿化痰第一穴

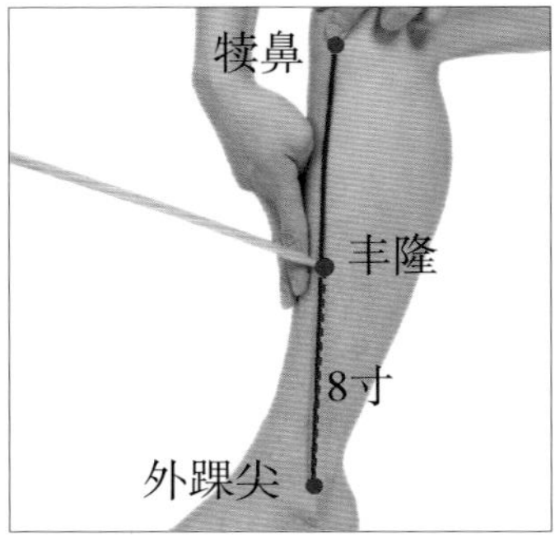

定位：在小腿外侧，外踝尖上 8 寸，胫骨前肌的外缘。

快速取穴：犊鼻与解溪连线的中点，在腓骨略前方肌肉丰满处，按压有沉重感。

功效主治：健脾化痰，和胃降逆，开窍。主治咳嗽，痰多，哮喘，头痛，眩晕，癫痫，下肢痿痹，肥胖，食欲不振，高脂血症。

特效按摩：①坐位屈膝，用双手拇指的螺纹面按压，以穴位有酸胀感为宜，每次 10 分钟左右。可缓解痰多、咳嗽、鼻炎等。②以拇指向下按压 30 秒后放开，重复按压几次。左右穴都做，可健脾理气。

注：丰隆内厚而硬，点揉时可用按摩棒或示指节重按。

内庭——止牙痛疗效佳

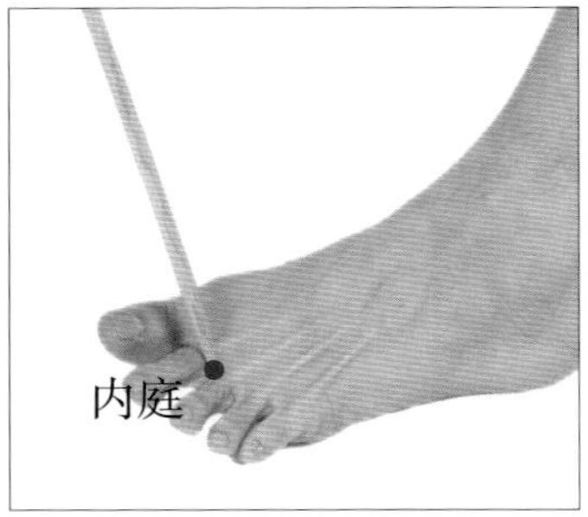

定位：在足背，第 2、3 趾间，趾蹼缘后方赤白肉际处。

快速取穴：足背第 2、3 趾间，趾蹼缘后方赤白肉际处，按压有酸胀感。

功效主治：清胃泻火，理气止痛。主治牙痛，咽喉肿痛，口眼歪斜，鼻出血，发热，腹痛，腹胀，胃肠炎，便秘，痢疾，足背肿痛，神经性呕吐。

特效按摩：①用拇指掐按本穴至出现疼痛感，保持刺激 3~5 分钟，有助于降胃火，治疗口臭、急慢性胃肠炎。②牙痛、牙龈炎发作时掐按本穴能缓解疼痛。

穴名	主治	特效按摩
承泣	目赤肿痛，夜盲，近视，结膜炎，口眼歪斜，面肌痉挛	①用示指指腹揉承泣 1~3 分钟，可促进眼部气血循环，改善黑眼圈。②经常按摩本穴对眼部具有保健作用，可治疗急慢性结膜炎、近视、视神经萎缩等眼部病症
巨髎	口眼歪斜，牙痛，鼻出血，唇颊肿，眼睑痉挛	点按巨髎 3~5 分钟，可辅助治疗口眼歪斜
大迎	颊肿，牙痛，口眼歪斜，三叉神经痛	用拇指按揉大迎，每次 1~3 分钟，可促进局部气血循环，预防面部病症
头维	头痛，眩晕，眼睑痉挛，脱发，斑秃，少年白发，高血压	双手拇指按压双侧头维，配合呼吸缓慢地按揉，约 5 秒为 1 组，持续 3~5 分钟，配合按摩合谷可止头痛，配合按摩太冲可治疗目眩
人迎	咽喉肿痛，甲状腺肿大，头痛，眩晕，高血压	用拇指指腹上下按压本穴，力度不宜过大，每日 2 次，每次 1~3 分钟，对高血压、咽喉炎、甲状腺功能亢进、甲状腺肿大等有辅助治疗作用
水突	咳嗽，哮喘，咽喉肿痛，颈淋巴结结核	以拇指按住本穴，以不感到难受为宜，逐渐用力深按，保持 10 秒，然后松开，一压一松为一个循环，持续 3~5 分钟，每日 3~4 次，对治疗咽喉肿痛效果颇佳
气舍	咳嗽，咽喉肿痛，落枕，甲状腺肿瘤，颈项强痛	落枕时配合按揉翳风，手法要轻揉，按揉至肌肉疼痛缓解即可
缺盆	咳嗽，哮喘，咽喉肿痛，颈淋巴结结核，手指麻木	手指麻木时，拇指点揉缺盆，有酸胀感为宜，有时可感传至上肢，直至酸胀减弱，松开手指，麻木多有改善

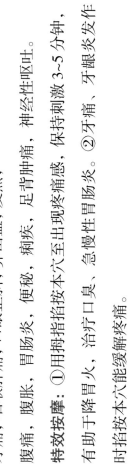

续表

穴名	主治	特效按摩
气户	咳嗽，哮喘，呃逆，胸胁胀满	平躺时，按摩本穴可缓解咳嗽气喘
库房	咳嗽，哮喘，咳唾脓血，胸胁胀痛	平躺时，配合按摩屋翳可缓解胸闷胀痛
屋翳	咳嗽，哮喘，胸胁胀满，乳腺炎，乳腺纤维瘤，肋间神经痛	同库房
膺窗	咳嗽，哮喘，胸胁胀痛，乳腺炎，乳汁不畅	拇指按摩本穴，每日 2 次，可缓解咳嗽气喘、胸胁胀满等
乳中	对乳腺疾病，性冷淡，产后乳少有一定的疗效。本穴不针不灸，只作胸腹部腧穴的定位标志	治疗产后乳少时，用拇指和示指轻捏转乳头或以指腹按压，每次 1~3 分钟，配合乳根效更佳
乳根	咳嗽，哮喘，胸闷，乳腺炎，产后乳少、乳汁不畅	治疗产后乳少时，以拇指点揉乳根，同时配合乳中效更佳
不容	呕吐，胃痛，腹胀，食欲不振，咳嗽，咳痰，肋间神经痛	用拇指点揉不容，同时配合承满、梁门，力度由轻到重，可逐步缓解胃胀、呕吐等，对缓解肋间神经痛也有一定的效果
承满	胃痛，腹胀，食欲不振，消化不良，吐血	用拇指点揉承满，同时配合不容、梁门，力度由轻到重，可逐步缓解消化不良等
梁门	胃痛，呕吐，食欲不振，腹胀，泄泻	用拇指点揉梁门，同时配合不容、承满，力度由轻到重，可消食和胃
关门	腹痛，腹胀，反酸，肠鸣，泄泻，水肿	示指、中指、无名指三指并拢垂直下按，稍用力，每次 1~5 分钟，每日 2 次，可缓解反酸
太乙	胃痛，癫狂，心烦，恶心，烦躁	示指、中指、无名指三指并拢垂直下按，稍用力，每次 1~5 分钟，每日 2 次，可治疗恶心欲呕
滑肉门	胃痛，呕吐，癫狂，吐舌，神经衰弱，肥胖	每日坚持按摩本穴，有塑身、保持体态的功效
外陵	腹痛，痛经，疝气，胃下垂	肠痉挛或者痛经时按摩本穴，每次 3~5 分钟，可缓解疼痛
大巨	腹痛，腹胀，小便不利，疝气，遗精，早泄，腰扭伤	腹痛时按摩本穴，每次 3~5 分钟，可减轻疼痛
水道	水肿，小便不利，小腹胀满，痛经，不孕，疝气，泌尿系统结石	每日坚持按揉本穴，改善小便淋漓不尽效果显著
归来	腹痛，月经不调，子宫脱垂，阴道脱垂，不孕，带下，阳痿	示指、中指、无名指三指指腹垂直下按本穴，以中指为中心，由内而外按揉，每日 2 次，长期坚持，可改善月经不调、不孕、带下、阳痿等
气冲	腹痛，肠鸣，阳痿，疝气，月经不调，不孕，膀胱炎，遗尿，尿频	肠鸣、腹痛时配合气海，以示指指腹按揉，每次 3~5 分钟，可缓解症状
髀关	下肢痿痹，腰膝冷痛，腹痛，肥胖，坐骨神经痛	治疗下肢麻木无力时，配合伏兔，用三指按揉或握拳轻敲本穴，每次 3~5 分钟
伏兔	腰膝冷痛，下肢痿痹，疝气，坐骨神经痛，肥胖	治疗下肢麻木无力时，配合髀关，用三指按揉或握拳轻敲本穴，每次 3~5 分钟
阴市	腹胀，腹痛，腿膝痿痹，屈伸不利，下身发冷，下肢水钟	下肢水肿时，可用拇指点按本穴，每次 3~5 分钟，每日 3 次，症状会有所改善
解溪	头痛，眩晕，癫狂，腹胀，便秘，下肢痿痹，足踝肿痛，痛风，牙痛，心烦，目赤	本穴能引上焦郁热下行，故常按本穴，能够治疗牙痛、心烦、目赤等
冲阳	胃痛，口眼歪斜，牙痛，足背肿痛，多汗症	胃痉挛、胃炎反复发作时，用拇指指尖下压按摩本穴，可及时缓解症状
陷谷	目赤肿痛，足背肿痛，慢性胃炎，肠炎，腰扭伤	经常按摩本穴可调理消化系统病症，如慢性胃炎、肠炎等
厉兑	牙痛，口眼歪斜，咽喉肿痛，鼻出血，癫狂，发热，足背肿痛，神经衰弱，多梦	以拇指掐按本穴，轻微刺激，每次 1~3 分钟，每日 2 次，配合内关、神门可有效改善多梦，使夜寐安宁

足太阴脾经

本经主治：①呕吐、胃痛、腹胀、便稀、泄泻、水肿、黄疸等脾胃病症。②中风后言语謇涩、舌体不用等舌病。③前列腺炎、遗精、阳痿、痛经、月经不调、阴道炎、妊娠呕吐、难产、恶露不净、不孕等生殖系统病症。④遗尿、尿频、尿急、尿潴留等泌尿系统病症。⑤皮肤瘙痒、湿疹、荨麻疹等皮肤病症。⑥下肢内侧前缘的疼痛、麻木、瘫痪等经脉循行部位的病症。

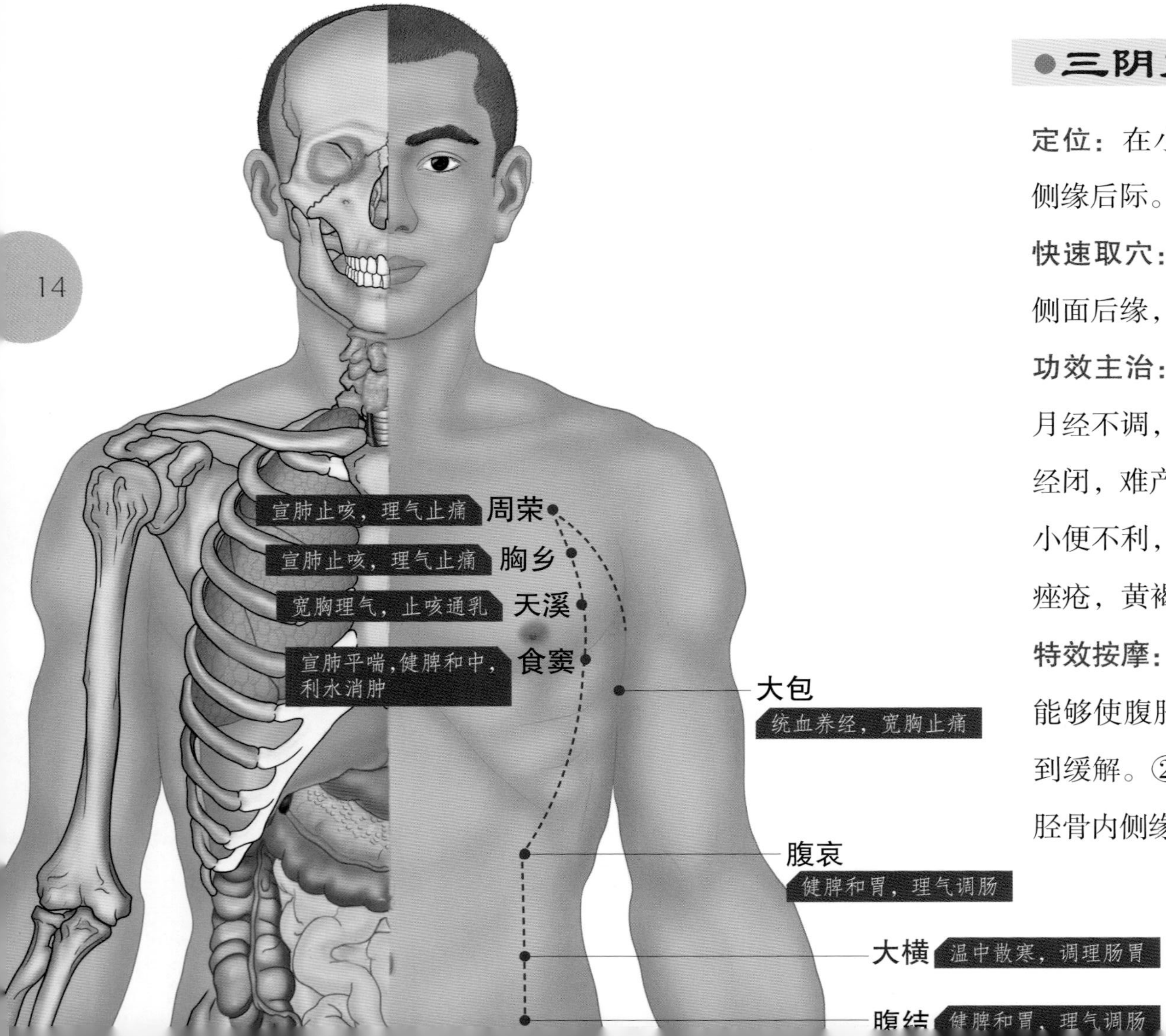

三阴交——治疗妇科病的要穴

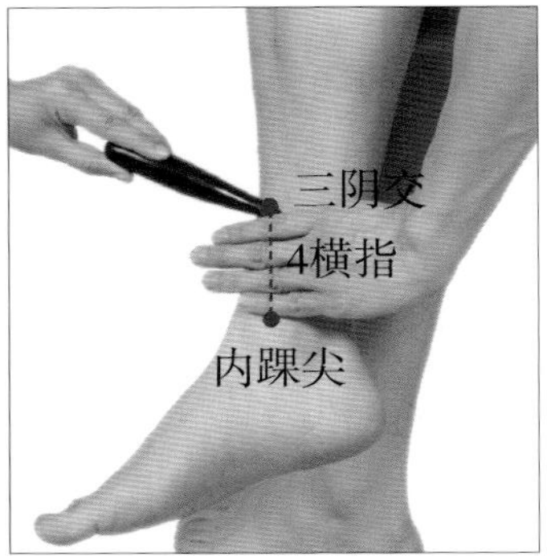

定位：在小腿内侧，内踝尖上 3 寸，胫骨内侧缘后际。

快速取穴：在内踝尖直上 4 横指处，胫骨内侧面后缘，按压有酸胀感处即是。

功效主治：健脾胃，益肝肾，调经带。主治月经不调，崩漏，带下，子宫脱垂，阴道脱垂，经闭，难产，产后血晕，恶露不净，不孕，遗精，阳痿，阴茎痛，疝气，小便不利，遗尿，水肿，肠鸣腹胀，泄泻，便秘，失眠，眩晕，下肢痿痹，痤疮，黄褐斑，头屑。

特效按摩：①拇指按揉或轻拍本穴，以酸胀或轻微出痧为度，每日 3 次，能够使腹胀、消化不良、食欲不振、失眠、神经衰弱、更年期综合征得到缓解。②屈膝坐位，双手拇指螺纹面或拇指尖在内踝尖上 3 寸处贴向胫骨内侧缘后方点按，以出现酸胀感为度，点揉10~15分钟，有去头屑之效。

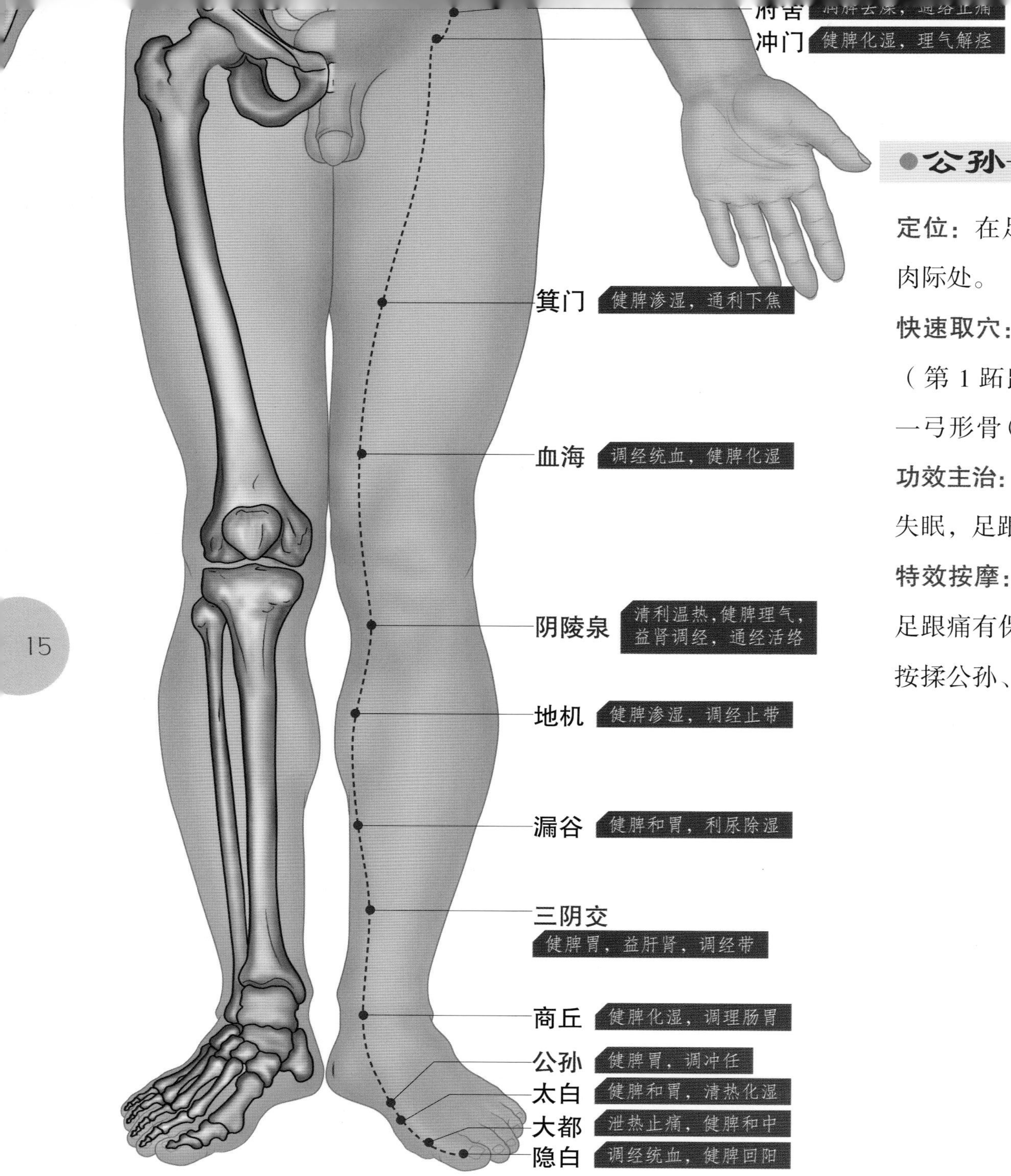

●公孙——健脾胃调冲任

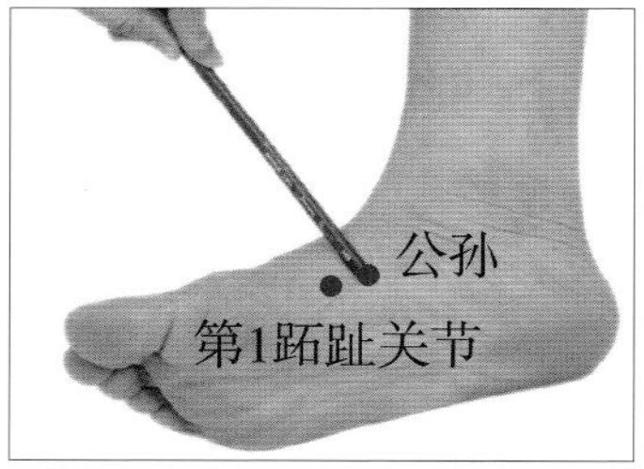

定位： 在足内侧，第 1 跖骨底的前下缘赤白肉际处。

快速取穴： 在足大趾与足掌所构成的关节（第 1 跖趾关节）内侧，往后用手推，有一弓形骨（足弓），在弓形骨后端下缘可触及一凹陷，按压有酸胀感。

功效主治： 健脾胃，调冲任。主治胃痛，呕吐，腹胀，腹痛，泄泻，胸闷，失眠，足跟痛，癫痫。

特效按摩： ①用拇指掐按公孙，每日 2 次，每次 1~3 分钟，对癫痫、足跟痛有保健作用。可有效缓解胸痛、腹痛、胃痛、心痛。②呕吐时，按揉公孙、丰隆、膻中各 5 分钟，可止呕。

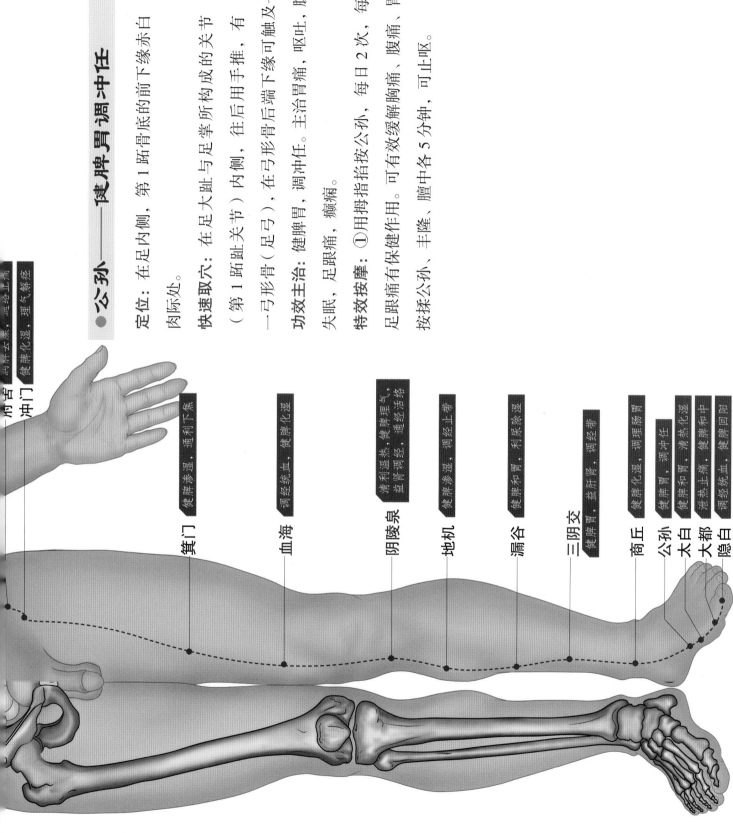

●阴陵泉——健脾理气，益肾调经

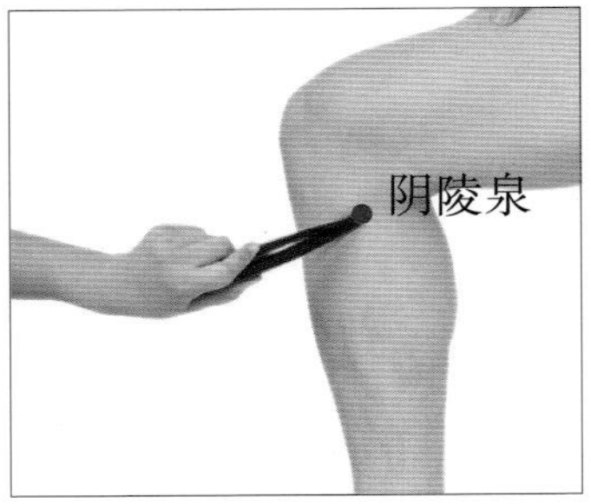

定位：在小腿内侧，由胫骨内侧髁下缘与胫骨内侧缘形成的凹陷中。

快速取穴：膝部内侧，胫骨内侧髁后下方，约与胫骨粗隆下缘平齐处，按压有酸胀感处即是。

功效主治：清利湿热，健脾理气，益肾调经，通经活络。主治腹胀，水肿，黄疸，泄泻，小便不利或失禁，阴茎痛，遗精，妇人阴痛，带下，膝痛，低血压。

特效按摩：①拇指按揉或轻拍本穴，以酸胀或轻微出痧为度，每日2次，可调理消化系统和妇科病症。②配合足三里、上巨虚治疗腹胀、腹泻。③配合中极、膀胱俞、三阴交治疗小便不利。④配合按摩肝俞、至阳可治疗黄疸。

●大横——助消化调月经

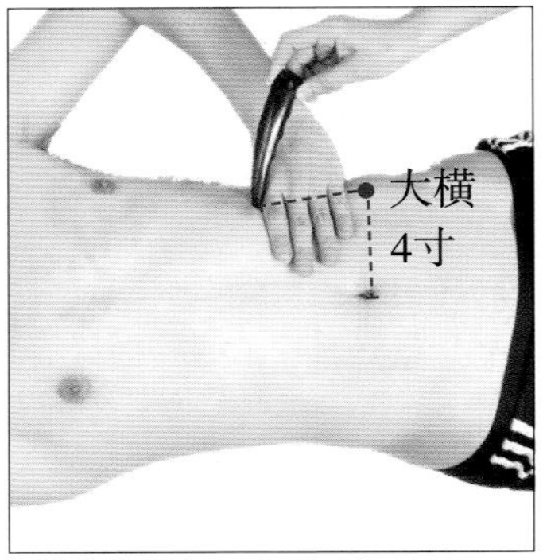

定位：在上腹部，脐中旁开4寸。

快速取穴：仰卧，在腹中部，先取肚脐，再从前正中线弯开4寸，按压有酸胀感。

功效主治：温中散寒，调理肠胃。主治泄泻，便秘，腹痛，肠炎，多汗，四肢痉挛，肥胖，月经不调。

特效按摩：双手拇指配合呼吸下压本穴，也可将示指、中指、无名指三指点揉，每次3~5分钟，每日2次，以酸胀为度，能缓解肠炎、习惯性便秘、腹泻、多汗、四肢痉挛、腹部肥胖，调节月经等。

●血海——清热利湿疗效佳

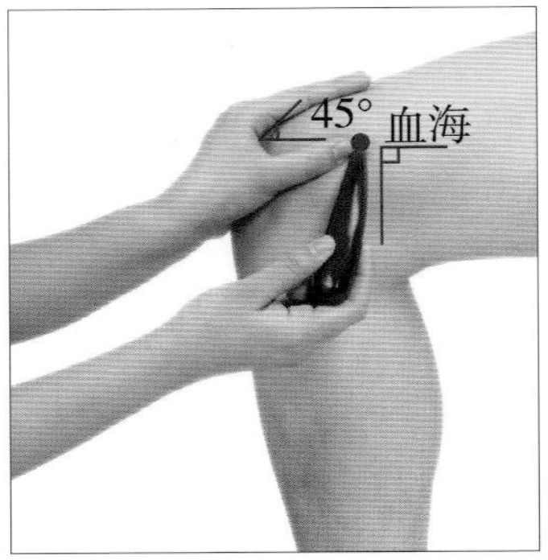

定位：在股前内侧，髌底内侧端上2寸，股内侧肌隆起处。

快速取穴：侧坐屈膝90°，用左手掌心对准右髌骨中央，手掌伏于膝盖上，拇指与其他四指约成45°，拇指尖所指处。

功效主治：调经统血，健脾化湿。主治月经不调，崩漏，湿疹，荨麻疹，丹毒，斑秃，黄褐斑，雀斑。

特效按摩：①拇指按揉本穴，以酸胀为度，每日2次，可改善月经不调、异常子宫出血等。②坐位屈膝，双手拇指螺纹面点按本穴，以酸胀为度，时长约10~15分钟，可以使血液循环、气血运行通畅，可改善皮肤相关疾病，减少黄褐斑、雀斑。

●地机——妇科常见病症常用它

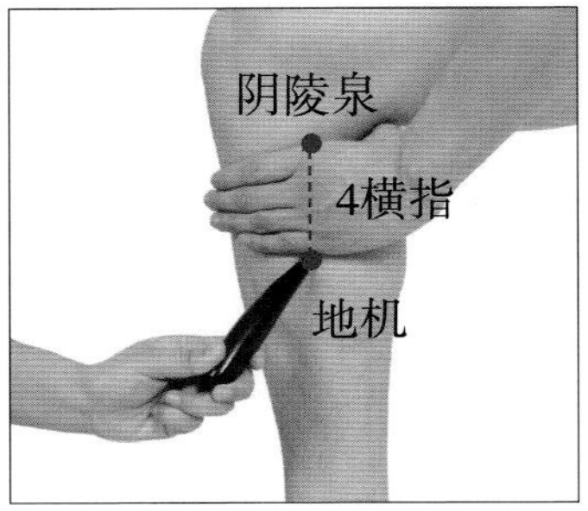

定位：在小腿内侧，阴陵泉下3寸，胫骨内侧缘后际。

快速取穴：阴陵泉直下量4横指，胫骨内侧缘处即是。

功效主治：健脾渗湿，调经止带。主治腹胀，腹痛，泄泻，水肿，小便不利，月经不调，痛经，乳腺炎，遗精，腰痛，下肢痿痹，单纯性肥胖。

特效按摩：拇指按揉或轻拍本穴，以酸胀为度，可改善月经不调、阴道炎、乳腺炎。

穴名	主治	特效按摩
隐白	月经过多，子宫痉挛，崩漏，尿血，便血，腹胀，小儿惊风	用拇指掐按穴位，每日2次，每次1~3分钟，对月经过多、子宫痉挛、腹胀不得卧、便血等有一定的疗效
大都	腹胀，胃痛，泄泻，便秘，足趾痛，指端寒冷	用拇指掐按本穴，每日2次，每次1~3分钟，可改善足趾痛等
太白	胃痛，腹胀，泄泻，便秘，关节疼痛，尿失禁	用拇指掐按本穴，每日2次，每次1~3分钟，可调理胃肠，对胃痉挛、胃炎、腹胀、便秘等有保健作用
商丘	腹胀，泄泻，便秘，痔疮，小腿肌肉痉挛，足踝肿痛，舌本强痛，踝关节扭伤，风湿性关节炎	用拇指掐按本穴，每日2次，每次1~3分钟，可明显改善小腿肌肉痉挛（抽筋）、踝关节及周围软组织损伤的症状
漏谷	腹胀，肠鸣，胃肠炎，消化不良，小便不利，遗精，下肢痿痹	拇指按揉或轻拍本穴，以酸胀或轻微出痧为度，每日2次，对胃肠炎、消化不良等有较好的疗效
箕门	小便不通，遗尿，腹股沟肿痛，痔疮	用双手拇指指腹按压箕门，按压时要注意力度需稍重，每次5分钟，每日2次，可治疗小便不通
冲门	腹痛，崩漏，带下，疝气，腿脚发冷	双手拇指指腹按压冲门，按压时要注意力度稍重，每次5分钟，每日2次，可改善胃肠痉挛
府舍	腹痛，食积，气滞，疝气，便秘，腹泻	双指并拢，指腹按揉本穴，每次3~5分钟，每日2次，能够缓解腹痛、疝气等
腹结	腹痛，便秘，泄泻，疝气，胃炎	双手手指指端由内向外按压本穴，每次3分钟，每日2次，有止腹痛的功效
腹哀	腹痛，便秘，泄泻，消化不良，肝胆疾病	双手拇指配合呼吸下压本穴，每日2次，每次3~5分钟，以酸胀为度，可改善胃溃疡、胃痉挛、胃酸过多或减少、便秘等
食窦	腹胀，食入即吐，水肿，胸胁胀痛，肋间神经痛	用示指以适当的力量按揉本穴，缓解腹胀水肿、嗳气翻胃、胸胁胀痛、痰饮等
天溪	胸胁疼痛，咳嗽，乳腺炎，乳汁少，乳房发育不良	用示指以适当的力量按揉本穴，每次1~3分钟，可减轻乳腺炎时的疼痛
胸乡	胸胁胀痛，咳嗽	用示指以适当的力量按揉本穴，可缓解肋间神经痛、膈肌痉挛
周荣	咳喘，不思饮食，胸胁胀痛，肺炎，支气管哮喘	示指、中指、无名指三指并拢，指腹按揉本穴，每次3~5分钟，每日2次，长期坚持按摩，可调理呼吸系统疾病，如肺炎、支气管哮喘等
大包	咳喘，胸胁胀痛，全身疼痛，四肢无力等，可丰胸美容	①双手拇指按揉本穴，以酸胀为度，每日睡前按压3~5分钟，可改善全身疲乏、四肢无力等。②女性长期坚持按摩本穴，可达到丰胸美容的效果

手少阴心经

本经主治：①心痛、心悸、怔忡、心烦、胸痛等心胸病症。②不寐、健忘、癫狂痫等神志病。③肘臂痛、掌心热等心脉循行部位的其他病症。

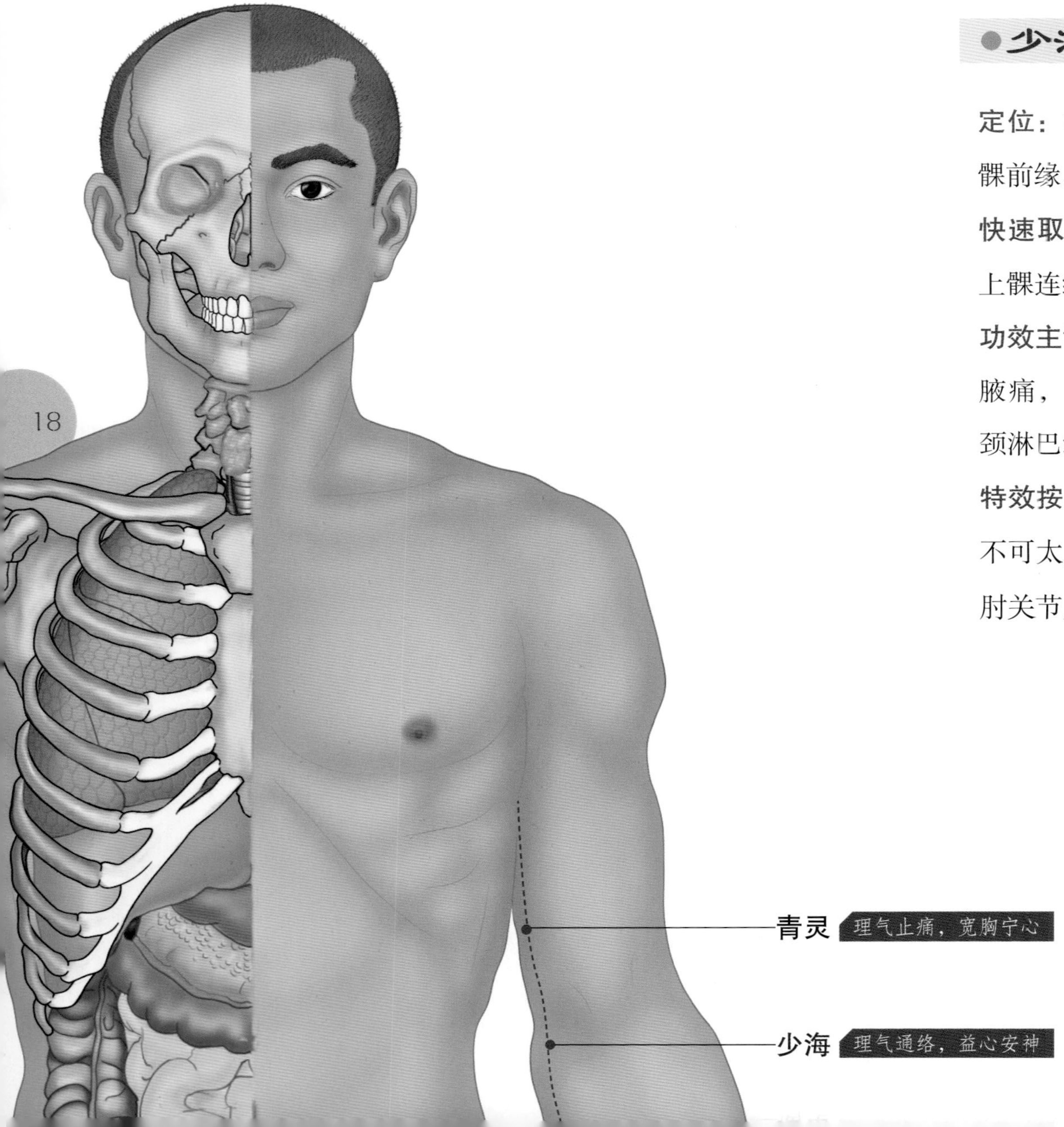

●少海——肘臂挛痛麻都找它

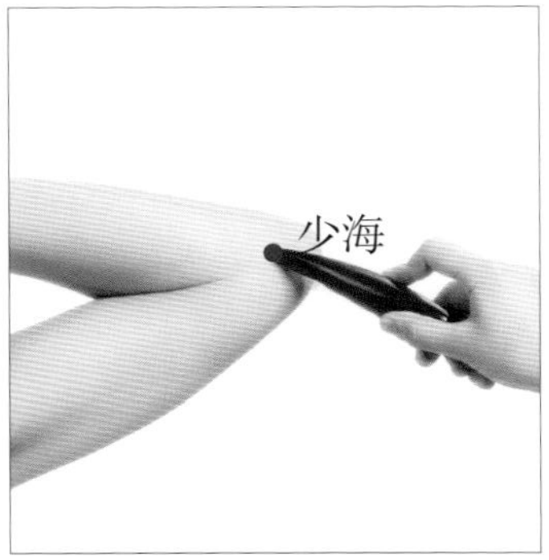

定位：在肘前内侧，横平肘横纹，肱骨内上髁前缘。

快速取穴：屈肘，在肘横纹内侧端与肱骨内上髁连线的中点处即是。

功效主治：理气通络，益心安神。主治心痛，腋痛，胁痛，肘臂挛痛麻木，手颤，落枕，颈淋巴结结核。

特效按摩：拇指指腹按揉本穴，每次1~3分钟，按摩力度以肩部酸为度不可太用力，可减轻落枕、前臂麻木、帕金森所致的手部不自主颤动及肘关节周围软组织疾病等。

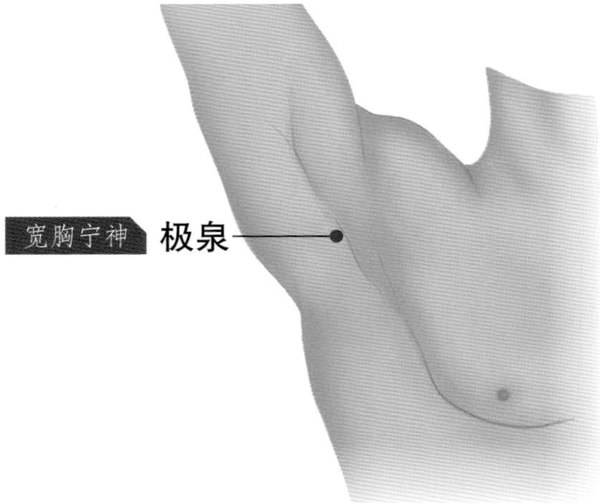

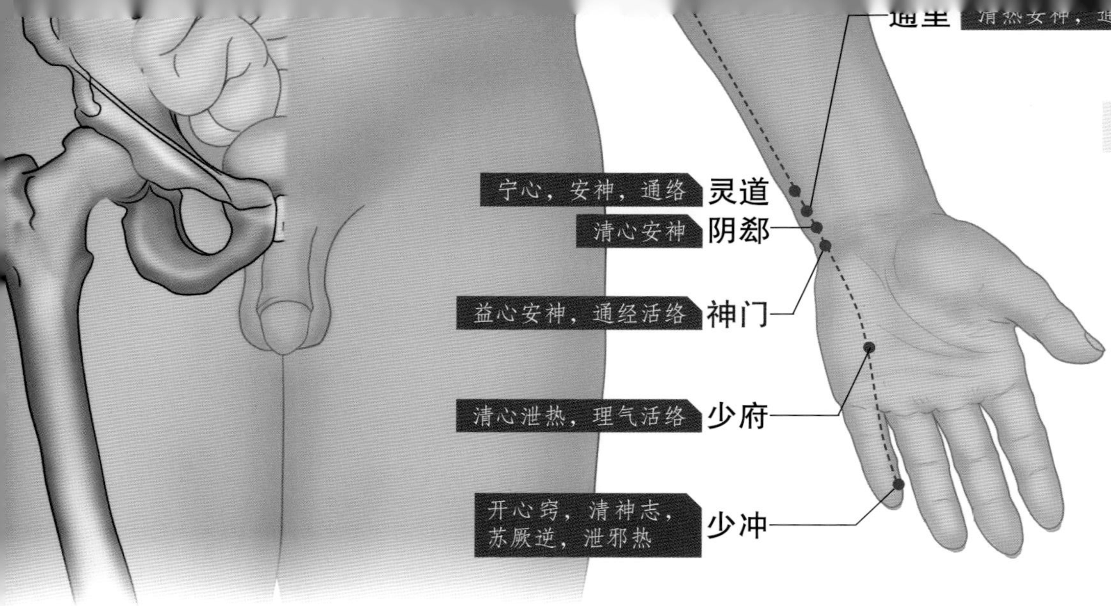

●神门——宁心安神效果好

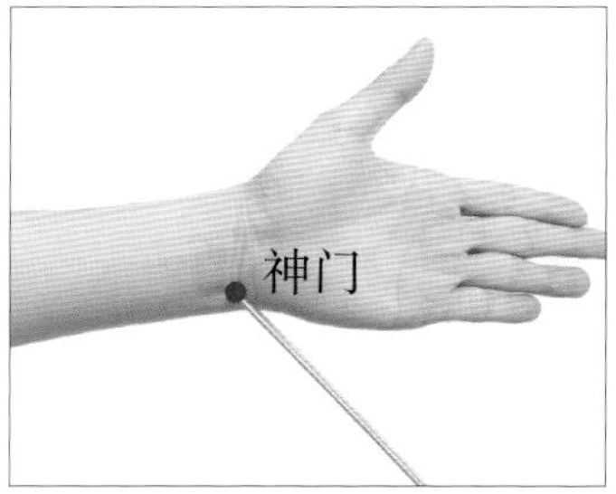

定位：在腕前内侧，腕掌侧远端横纹尺侧端，尺侧腕屈肌腱的桡侧缘。

快速取穴：豌豆骨的桡侧，掌后第一横纹上，尺侧腕屈肌腱的桡侧缘处即是。

功效主治：益心安神，通经活络。主治失眠，健忘，痴呆，癫痫，心痛，心烦，惊悸，心动过速，风湿性关节炎。

特效按摩：①以拇指掐揉本穴，每次 3~5 分钟，每日 2 次，长期坚持，对防治心悸、心绞痛有一定的效果。②先以拇指在对侧手掌的根部尺侧缘触及突出的豌豆骨，沿尺侧屈肌腱的桡侧缘下滑，将拇指尖移行至掌横纹处进行点按，可泻心火和脾胃之火，起到宁心安神作用，可掐揉刺激，以有轻微酸胀感为宜，一般晚间睡前按压效果好。

穴名	主治	特效按摩
极泉	心痛，心悸，胸闷气短，胁肋疼痛，肩臂疼痛，上肢不遂，颈淋巴结结核，腋臭	拇指按揉本穴，每次 3~5 分钟，长期坚持可减少心悸发作
青灵	头痛，胁痛，心绞痛，肩臂疼痛，目视不明	拇指按揉本穴，每次 3~5 分钟，长期坚持对心绞痛、肋间神经痛等神经系统、心血管系统病症有较好的治疗和预防作用
灵道	心痛，心悸，急性喉炎，肘臂挛痛，手指麻木，失音	以拇指掐揉本穴，每次 3~5 分钟，可缓解失音、心痛、腕臂痛等
通里	急性喉炎，舌强不语，心悸，心绞痛，心动过缓，怔忡，腕臂痛，神经性呕吐	以拇指掐揉本穴，每次 3~5 分钟，可改善心绞痛、心动过缓等
阴郄	心痛，惊悸，吐血，鼻出血，盗汗，急性喉炎，胃痛	鼻出血时按揉本穴可帮助止血
少府	心悸，胸痛，小便不利，遗尿，尿潴留，阴痒痛，阴道炎，月经过多，小指挛痛，掌心发热，膈肌痉挛	以拇指掐揉本穴，每次 3~5 分钟，每日 2 次，可治疗遗尿、尿潴留、阴道炎、月经过多等
少冲	本穴为常用的急救穴。主治心悸，心痛，癫狂，发热，昏迷，胸胁痛，手臂挛痛	①以拇指掐揉本穴，每次 3~5 分钟，每日 2 次，可防治心悸、心痛、头痛、胸胁痛、手臂挛痛等。②昏迷时，掐按少冲、中冲，直至苏醒为止。病情严重者应及时就医

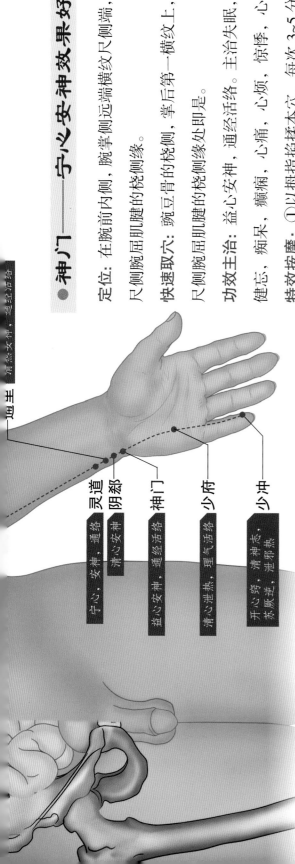

手太阳小肠经

本经主治：①咽痛、眼痛、耳鸣、耳聋、中耳炎、腮腺炎、扁桃体炎、角膜炎、头痛等五官病症。②腰扭伤、肩痛、落枕、失眠、癫痫等经脉所过部位病症。

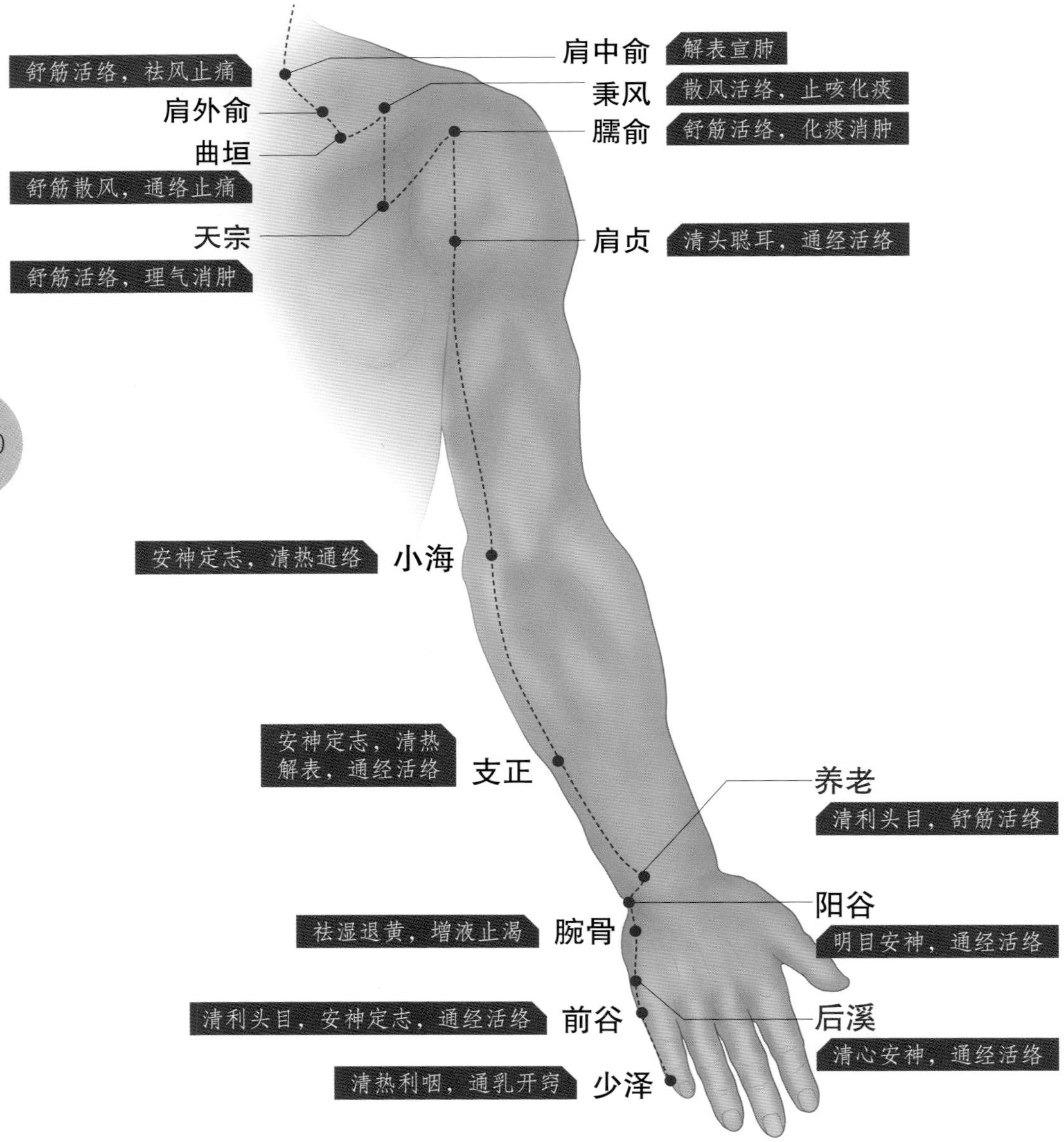

●后溪——颈腰僵痛功效卓

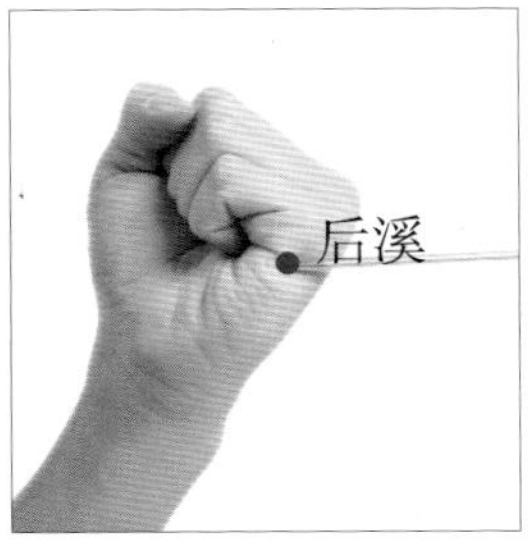

定位：在手背，第5掌指关节尺侧近端赤白肉际凹陷中。

快速取穴：半握拳，掌远侧横纹头（尺侧）赤白肉际处即是。

功效主治：清心安神，通经活络。主治头项强痛，咽喉肿痛，腰痛，疟疾，落枕，手指麻痹，肩臂痛。

特效按摩：拇指掐按，每次3~5分钟，有经络感传效更佳，可缓解颈椎病、腰痛、落枕、肩臂痛。

●养老——老年保健不可少

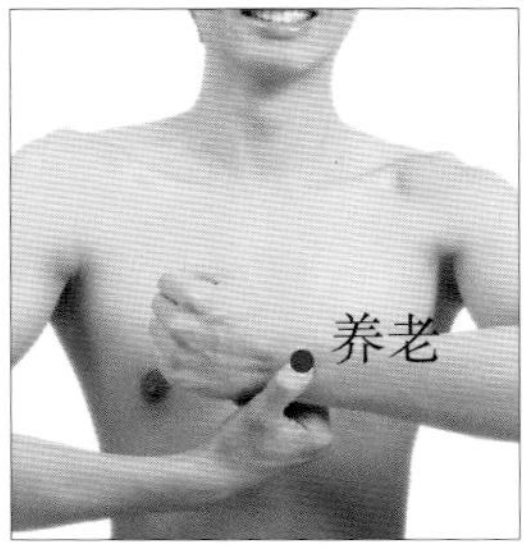

定位：在前臂后侧，腕背横纹上1寸，尺骨头桡侧凹陷中。

快速取穴：用一手指按在尺骨头的最高点上，然后手掌旋后，在手指滑入的骨缝处即是。

功效主治：清利头目，舒筋活络。主治目视不明，头痛，肩、背、肘臂酸痛，急性腰痛，落枕，脚踝扭伤。

特效按摩：①拇指掐按本穴，至稍微疼痛，并缓慢活动患处，可明显缓解急性腰扭伤、落枕、脚踝扭伤症状。②以拇指点按本穴，可舒筋通络、聪耳明目，治疗老年眼病。

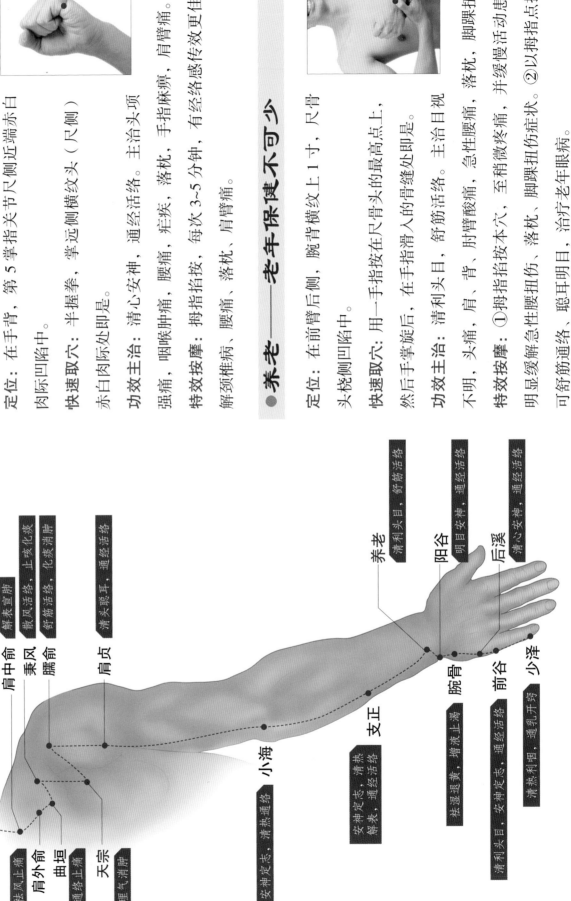

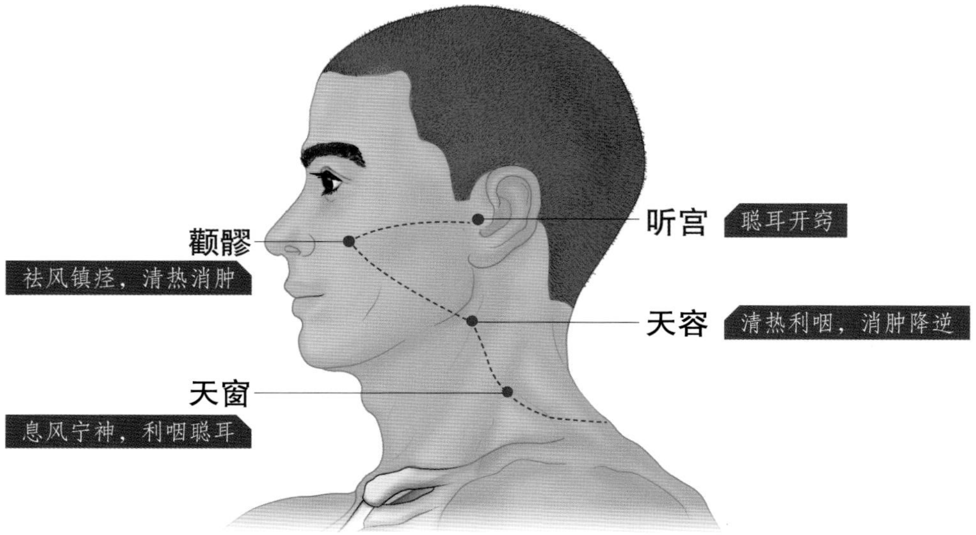

●天宗——肩颈疼痛按天宗

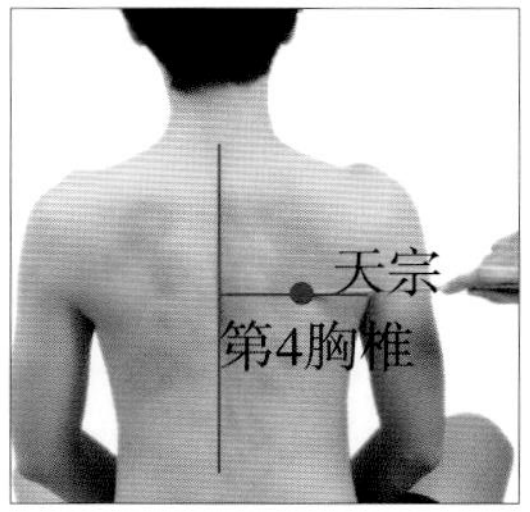

定位：在肩带部，肩胛冈中点与肩胛骨下角连线上 1/3 与下 2/3 交点凹陷中。

快速取穴：在肩胛骨，冈下窝中央凹陷处，与第 4 胸椎平齐，肩胛冈中点下缘处，按压有酸胀感。

功效主治：舒筋活络，理气消肿。主治肩胛疼痛，肩部酸痛，乳腺炎，气喘，落枕，上肢麻木。

特效按摩：①拇指以一定节律按揉或敲打本穴，每日 3~5 分钟，可有效改善及预防上肢麻木、颈肩部疼痛。②坐位，以中指尖向下点压本穴，可丰胸美乳，预防乳腺增生。

●听宫——聪耳开窍的好穴位

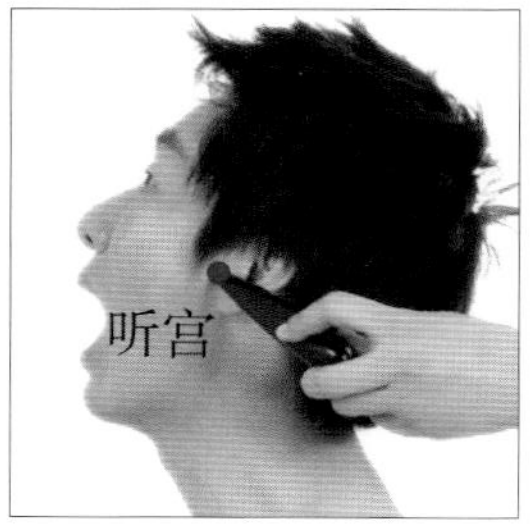

定位：在面部，耳屏正中与下颌骨髁突之间的凹陷中。

快速取穴：微张口，耳屏正中前缘凹陷中，耳门与听会之间处即是。

功效主治：聪耳开窍。主治耳鸣，耳聋，耳道流脓，牙痛，癫痫，颞下颌关节炎。

特效按摩：以双手拇指指尖轻轻按压本穴，每次 3~5 分钟，可调理耳聋、耳鸣等耳部疾病。

●颧髎——治疗面瘫很有用

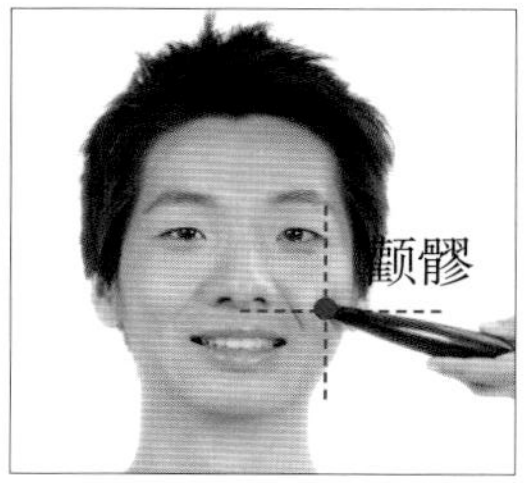

定位：在面部，颧骨下缘，目外眦直下凹陷中。

快速取穴：侧坐，在颧骨下缘水平线与目外眦角垂线之交点处，约与迎香同高，按压有明显酸胀感。

功效主治：祛风镇痉，清热消肿。主治口眼歪斜，眼睑痉挛，牙痛，面痛，颊肿，面瘫，鼻炎，鼻窦炎。

特效按摩：拇指以一定节律按揉本穴，每次 3~5 分钟，每日 2 次，对治疗周围性面瘫、颊肿有很不错的疗效，对缓解鼻炎、鼻窦炎、牙痛等也有一定的效果。

穴名	主治	特效按摩
少泽	头痛，目翳，咽喉肿痛，耳鸣，乳少，视力下降	拇指掐按本穴，以轻微疼痛为度，每次 3~5 分钟，可缓解扁桃体炎、咽炎、结膜炎等
前谷	头痛，目痛，耳鸣，咽喉肿痛，热病，乳少，乳腺炎，上肢麻痹，听力下降	拇指掐按本穴，以轻微疼痛为度，每次 3~5 分钟，可调理产后无乳、乳腺炎等
腕骨	头项强痛，耳鸣，目翳，黄疸，热病，疟疾	拇指按揉本穴 3~5 分钟，每日 2 次，对耳鸣、目翳等五官疾病有调理作用
阳谷	头痛，目眩，耳鸣，耳聋，发热，腕臂痛	拇指按揉本穴 3~5 分钟，每日 2 次，对神经性耳聋、耳鸣等五官病症有较好疗效
支正	头痛，头晕，目眩，发热，癫狂，肘臂酸痛	用拇指指腹按揉本穴，注意按压时力度要适中，每次 5 分钟，每日 2 次，可缓解头晕、目眩等
小海	肘臂疼痛，癫痫，耳部疼痛，牙龈炎	用拇指指腹按揉支正，注意按压时力度要适中，每次 5 分钟，每日 2 次，可缓解牙龈炎、肱骨外上髁炎（网球肘）等
肩贞	肩背疼痛，手臂麻木，颈淋巴结结核，耳鸣	用拇指以一定力度按压本穴至酸胀，再活动肩部，可改善肩关节疼痛及活动不利
臑俞	肩臂疼痛，颈淋巴结结核	用拇指按揉本穴至酸胀，每次 3~5 分钟，可改善及预防肩周炎、肩臂酸痛无力、上臂疼痛等
秉风	肩胛疼痛，手臂酸麻	用拇指以一定节律按揉本穴，每日 3~5 分钟，可缓解肩胛神经痛
曲垣	肩背疼痛，颈项强急，冈上肌腱炎，肩周炎	①指压本穴，可以使身体感到轻松，有舒缓情绪之效。②用掌根揉曲垣、天宗、大椎各 10 次，可缓解背痛
肩外俞	肩背疼痛，颈项强急	以拇指点按肩外俞、天宗、大椎、颈百劳各 10 次，可辅助治疗颈椎病
肩中俞	咳嗽气喘，咯血，肩背疼痛，目视不明，眼睛疲劳	①中指按压本穴，左右各 3~5 分钟，可改善眼疲劳症状。②以拇指点按肩中俞、天宗、大椎、颈百劳，可缓解颈肩背痛
天窗	头痛，耳鸣，咽喉肿痛，痔疮，落枕等	落枕时以拇指按揉本穴至酸胀，并缓慢活动颈部，可改善症状
天容	头痛，耳鸣，耳聋，咽喉肿痛，落枕，哮喘	落枕时以拇指按揉本穴至酸胀，并缓慢活动颈部，可改善症状

足太阳膀胱经

本经主治：①感冒、发热、急慢性支气管炎、哮喘、肺炎等呼吸系统病症。②消化不良、腹痛、痢疾、胃及十二指肠溃疡、胃下垂、急慢性胃肠炎、肝炎、胆囊炎等消化系统病症。③肾炎、阳痿、闭经、月经不调、痛经、盆腔炎等泌尿生殖系统病症。④失眠、腰背痛、坐骨神经痛、中风后遗症、关节炎等经脉所过部位病症。

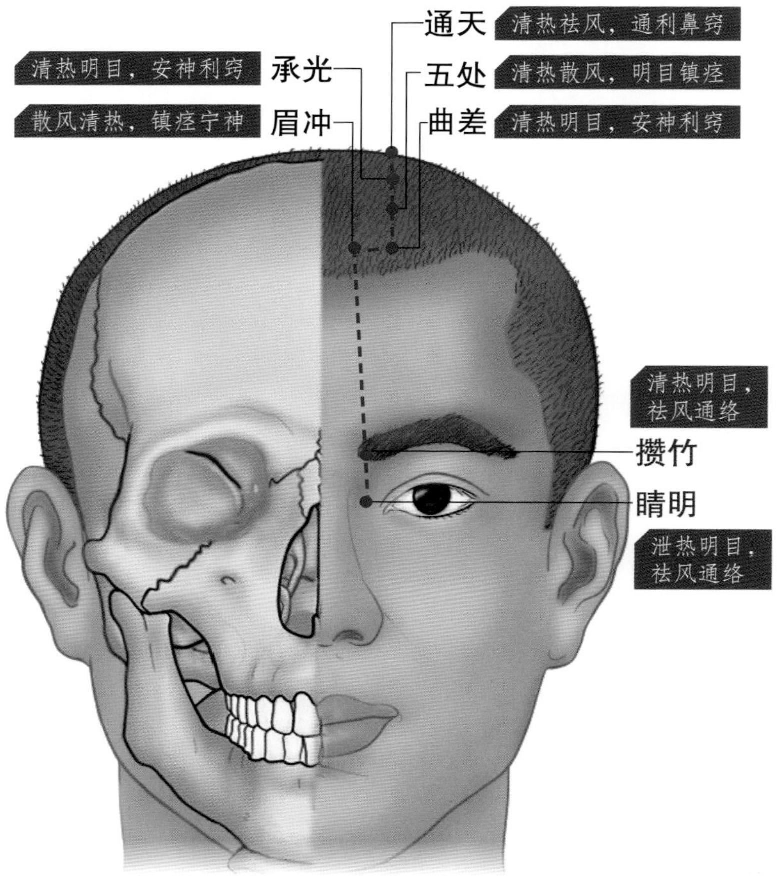

●睛明——眼部疾病的经验穴

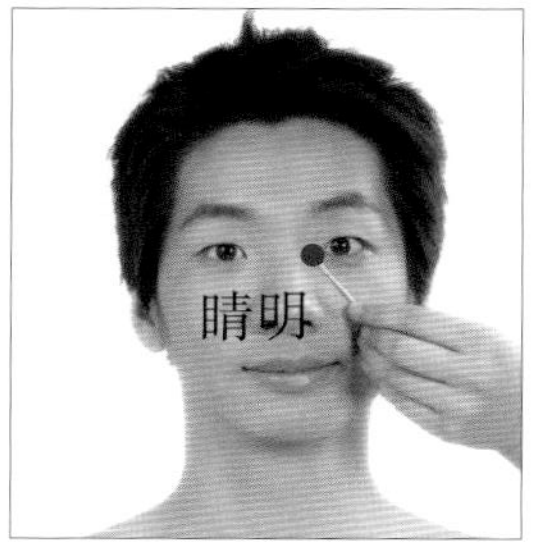

定位：在面部，目内眦内上方眶内侧壁凹陷中。

快速取穴：目视前方，在目内眦内上方 0.1 寸的凹陷中即是。

功效主治：泄热明目，祛风通络。本穴是治疗眼部疾病的经验穴。主治近视，目视不明，目赤肿痛，迎风流泪，夜盲，色盲，目翳，急性腰痛，面神经麻痹。

特效按摩：①示指向下按压 30 秒后放开，重复做几次，可改善眼周气血供应，缓解眼部疲劳、干涩，缓解眼睛红肿、疼痛。②腰痛时，拇指点按本穴 1~3 分钟，可有效缓解腰痛。

●攒竹——防治各种眼疾

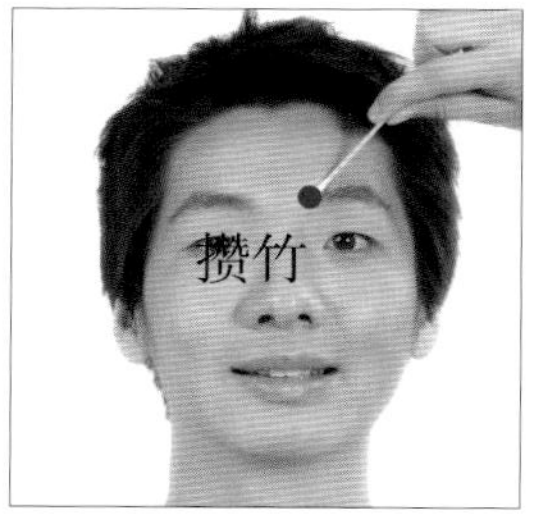

定位：在面部，眉头凹陷中，额切迹处。

快速取穴：沿睛明直上至眉头边缘可触及一凹陷，额切迹处即是。

功效主治：清热明目，祛风通络。本穴是临床治疗呃逆（打嗝）不止的主要穴位之一。主治头痛，目视不明，目赤肿痛，面瘫，腰痛。

特效按摩：用两手拇指端分别置于两侧攒竹，按揉 30~50 次，可防治各种眼疾。

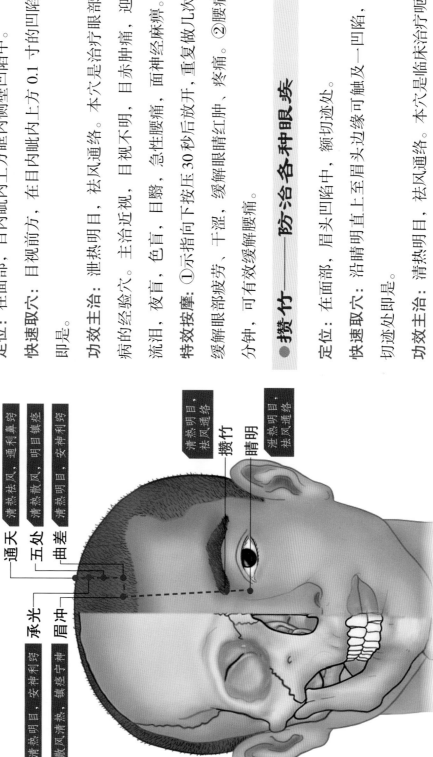

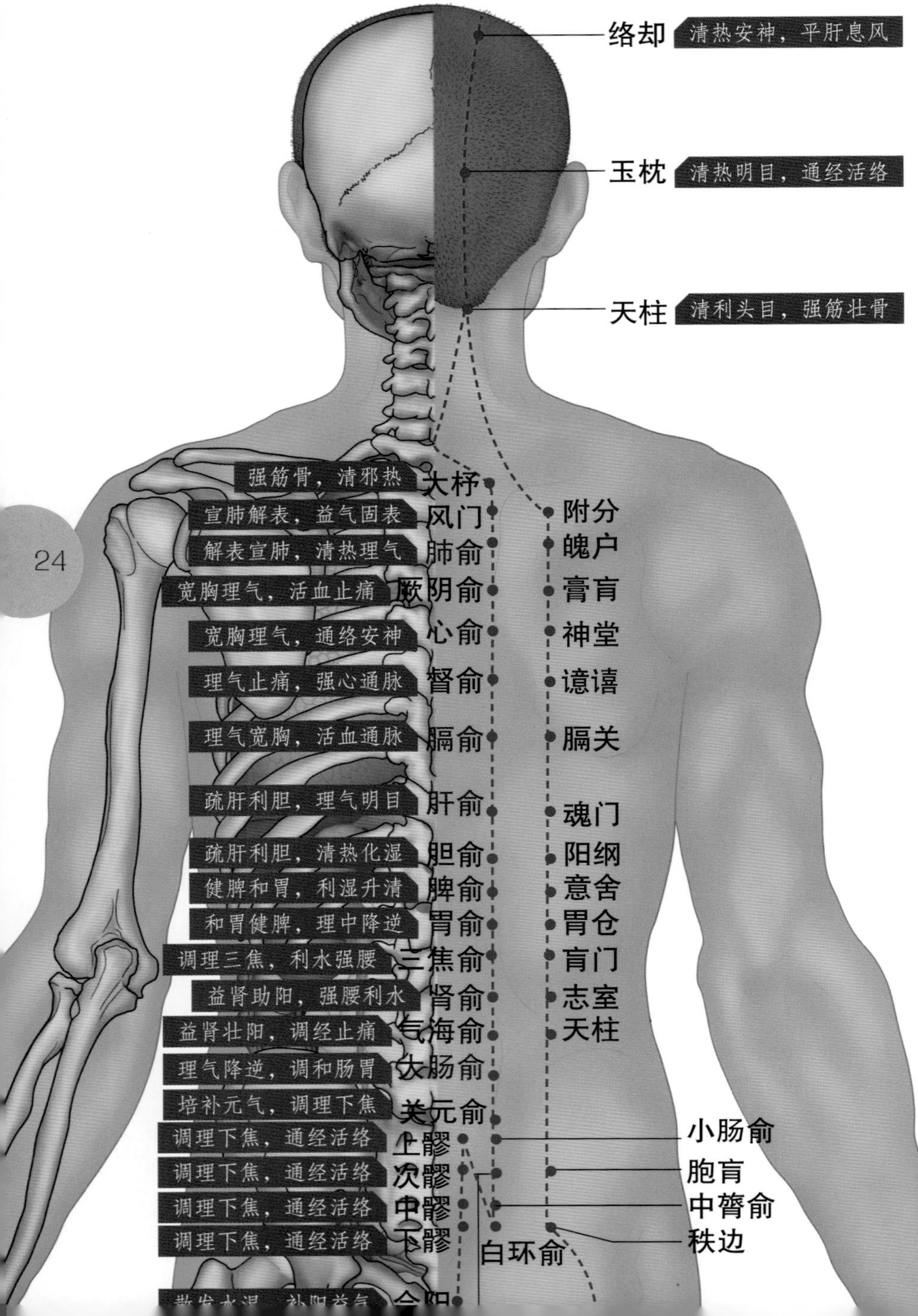

●肺俞——肺部疾病可选它

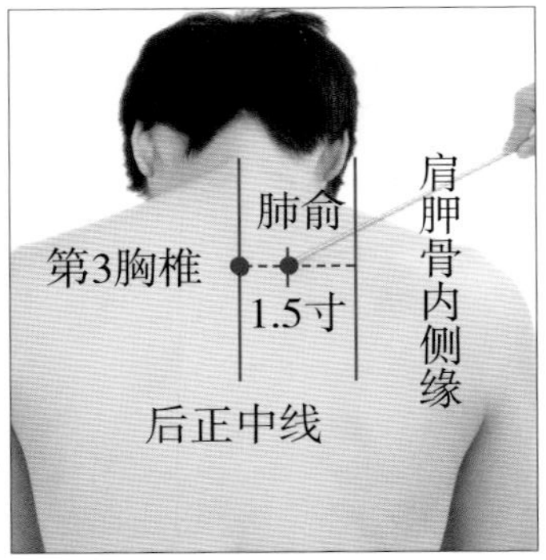

定位：在背部，第 3 胸椎棘突下，后正中线旁开 1.5 寸。

快速取穴：坐位，由颈背交界处椎骨的最高点（第 7 颈椎）向下数 3 个椎骨（第 3 胸椎），引一垂线，再从肩胛骨内侧缘引一垂线，两条垂线之间距离的中点处。

功效主治：解表宣肺，清热理气。主治咳嗽气喘，喉部异物感，鼻塞，潮热，盗汗，痤疮，皮肤瘙痒，背痛。

特效按摩：①咳痰时，一边吐气一边重压肺俞数秒，重复几次，喉咙处的异物感可减轻或消失。②以中指尖点按本穴可治疗皮肤瘙痒。

●心俞——安神通络效果佳

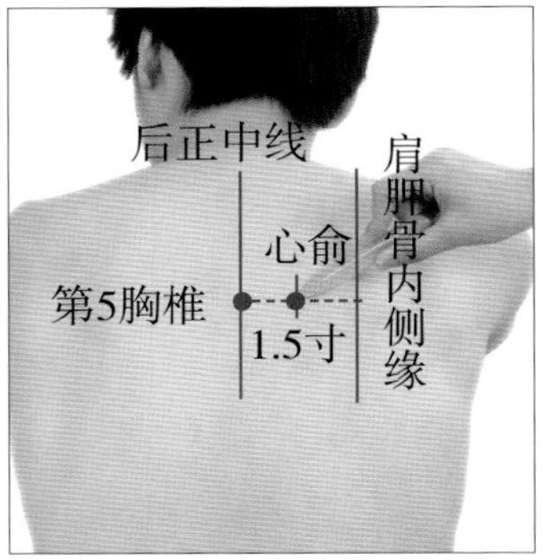

定位：在背部，第 5 胸椎棘突下，后正中线旁开 1.5 寸。

快速取穴：平肩胛骨下角之椎体（即第 7 胸椎）处往上推 2 个椎体（第 5 胸椎），引一垂线，再从肩胛骨内侧缘引一垂线，两条垂线之间距离的中点处。

功效主治：宽胸理气，通络安神。主治心悸，心痛，失眠，健忘，神经衰弱，癫痫，咳嗽，盗汗，阳痿。

特效按摩：配合呼吸以拇指按压本穴，每次 1~3 分钟，可缓解失眠、神经衰弱、心悸心痛等。

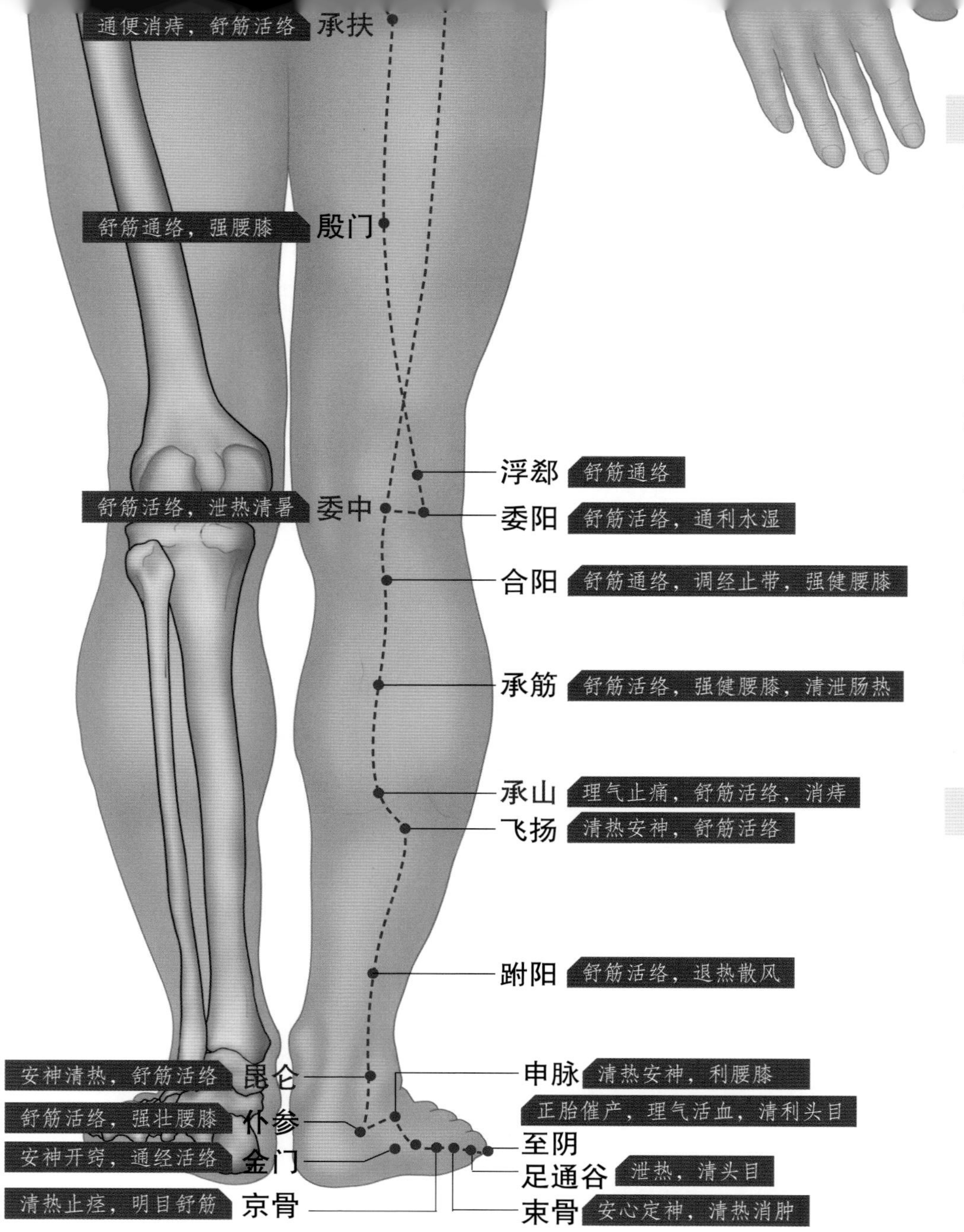

●膈俞——理气宽胸止呃逆

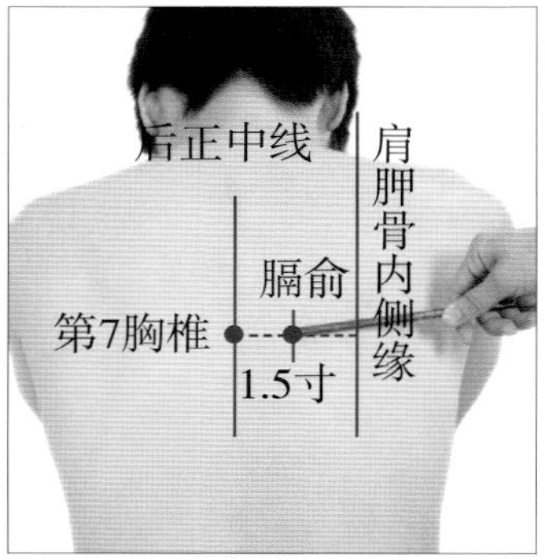

定位：在背部，第 7 胸椎棘突下，后正中线旁开 1.5 寸。

快速取穴：平肩胛骨下角之椎体（第 7 胸椎），引一垂线，再从肩胛骨内侧缘引一垂线，两条垂线之间距离的中点处。

功效主治：理气宽胸，活血通脉。主治胃脘痛，呕吐，呃逆，便血，咳嗽气喘，潮热，盗汗，荨麻疹，斑秃，少年白头，心动过速。

特效按摩：拇指按压本穴，每次 1~3 分钟，长期坚持可改善呃逆、胃炎、胃溃疡等，对心动过速也有一定的调理作用。

●肝俞——清肝明目

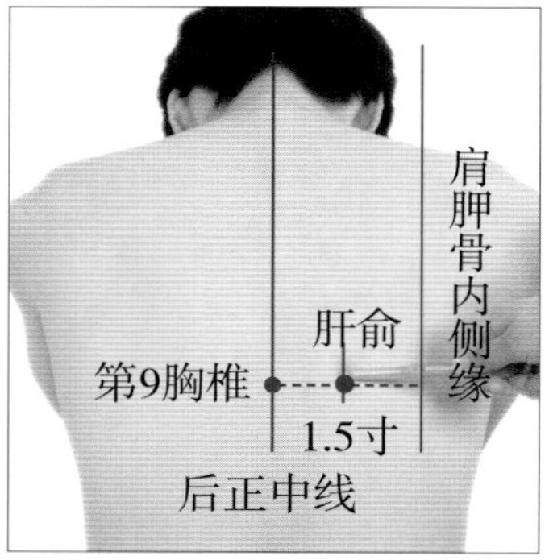

定位：在背部，第 9 胸椎棘突下，后正中线旁开 1.5 寸。

快速取穴：平肩胛骨下角之椎体（第 7 胸椎）处往下推 2 个椎体（第 9 胸椎），引一垂线，再从肩胛骨内侧缘引一垂线，两条垂线之间距离的中点处。

功效主治：疏肝利胆，理气明目。主治黄疸，胁痛，神经衰弱，目视不明，眩晕，牙龈炎，胆区痛，月经不调。

特效按摩：拇指按压本穴，每次 1~3 分钟，长期坚持可缓解神经衰弱、胆石症、月经不调等。

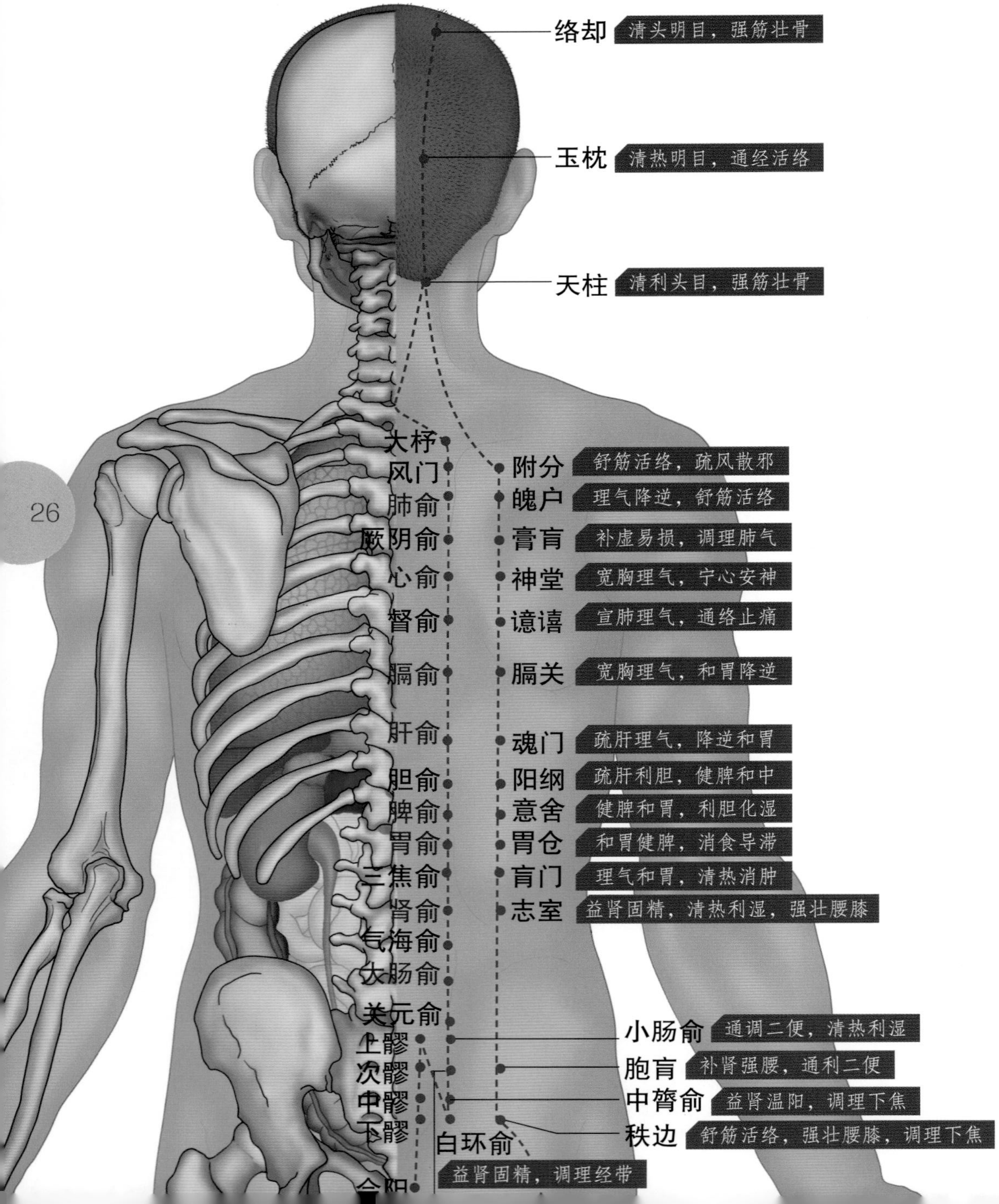

●脾俞——气色变好从这开始

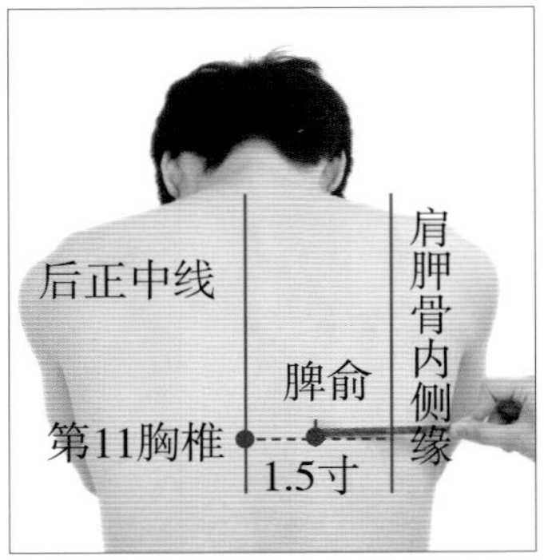

定位：在背部，第 11 胸椎棘突下，后正中线旁开 1.5 寸。

快速取穴：与脐中相对应处为第 2 腰椎，往上摸 3 个椎体（第 11 胸椎），引一垂线，再从肩胛骨内侧缘引一垂线，两条垂线之间距离的中点处。

功效主治：健脾和胃，利湿升清。主治腹胀，呕吐，泄泻，消化不良，厌食，贫血，慢性出血性病症。

特效按摩：拇指按压本穴，每次 1~3 分钟，长期坚持可调理贫血、慢性出血性病症等，还可改善脾胃疾病。

●胃俞——胃腑诸证不惧怕

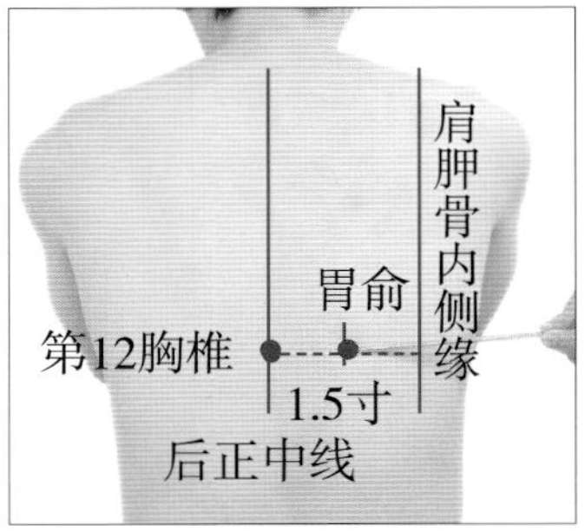

定位：在背部，第 12 胸椎棘突下，后正中线旁开 1.5 寸。

快速取穴：与脐中相对应处为第 2 腰椎，往上摸 2 个椎体（第 12 胸椎），引一垂线，再从肩胛骨内侧缘引一垂线，两条垂线之间距离的中点处。

功效主治：和胃健脾，理中降逆。主治胃脘痛，呕吐，腹胀，肠鸣，胃下垂，胸胁痛，肝炎，肠炎。

特效按摩：拇指按压本穴，每次 1~3 分钟，可缓解胃炎、胃溃疡、胃下垂、胃痉挛、肝炎、肠炎等。

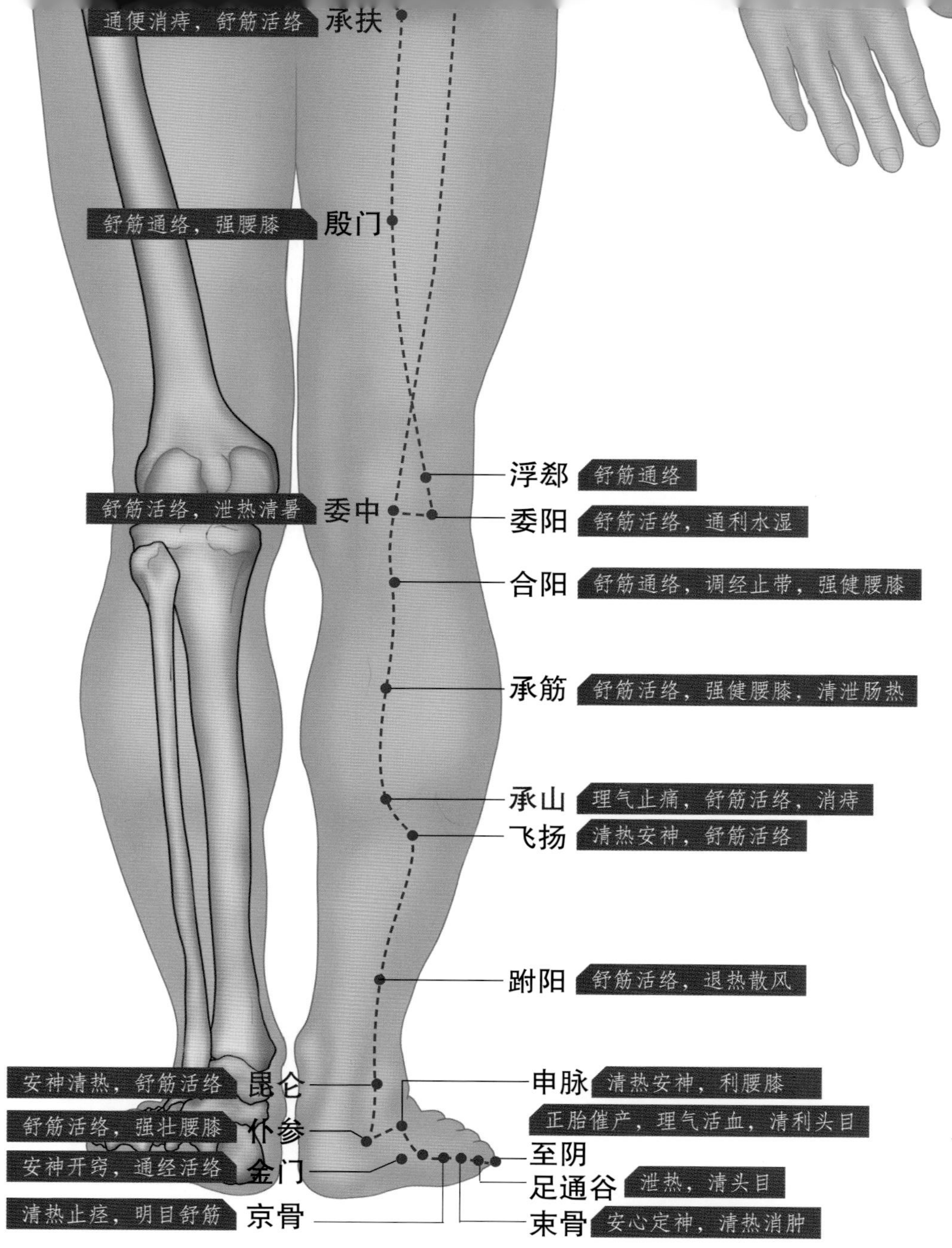

●肾俞——护腰调本利肾脏

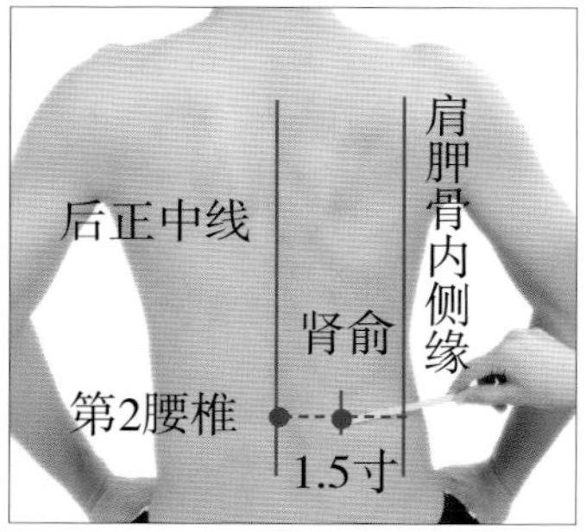

定位：在腰部，第 2 腰椎棘突下，后正中线旁开 1.5 寸。

快速取穴：与脐中相对应处为第 2 腰椎，引一垂线，再从肩胛骨内侧缘引一垂线，两条垂线之间距离的中点处。

功效主治：益肾助阳，强腰利水。主治腰痛，肾绞痛，遗精，阳痿，月经不调，带下，遗尿，水肿，耳鸣。

特效按摩：拇指按压本穴，每次 1~3 分钟，并缓慢活动腰部，对腰痛、肾绞痛、膀胱肌麻痹、月经不调有保健作用。

●大肠俞——痔疮诊疗常用它

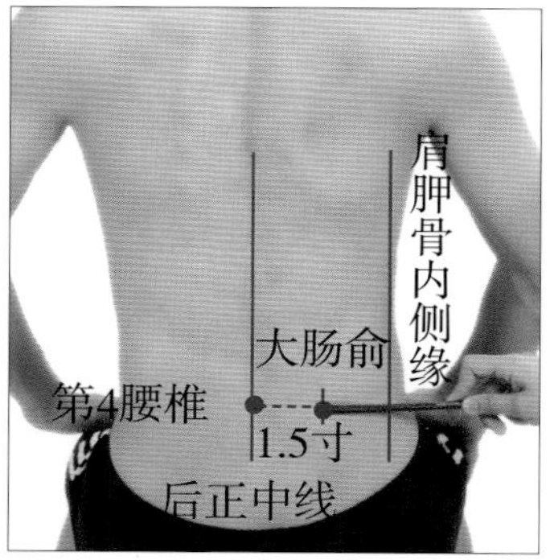

定位：在腰部，第 4 腰椎棘突下，后正中线旁开 1.5 寸。

快速取穴：两侧髂前上棘之连线与脊柱之交点处为第 4 腰椎，引一垂线，再从肩胛骨内侧缘引一垂线，两条垂线之间距离的中点处。

功效主治：理气降逆，调和肠胃。主治腰痛，腹胀，泄泻，便秘，便血，痢疾，痔疮，肾炎，消化不良。

特效按摩：拇指稍用力按压本穴，至局部有些疼痛，每次 1~3 分钟，可减轻便血、遗尿、肾炎等。还可改善便秘。

●承扶——改善腰骶臀部小毛病

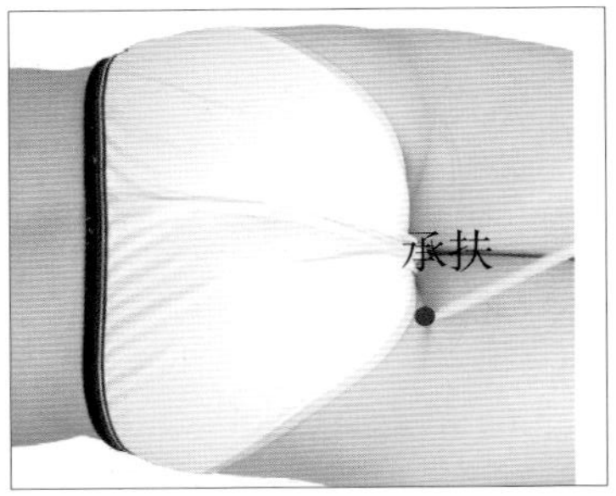

定位：在臀部，臀沟的中点。

快速取穴：于臀下横纹正中点，按压有酸胀感处即是。

功效主治：通便消痔，舒筋活络。主治腰腿痛，下肢痿痹，痔疮，肥胖。

特效按摩：①示指、中指、无名指三指指腹并拢向上按揉本穴，每次 3~5 分钟，每日 2 次，长期坚持，对便秘、痔疮、尿潴留有一定的保健作用。②以示指、中指向下点按本穴，还能收紧臀部，达到美臀的效果。

●委中——腰腿疾病委中求

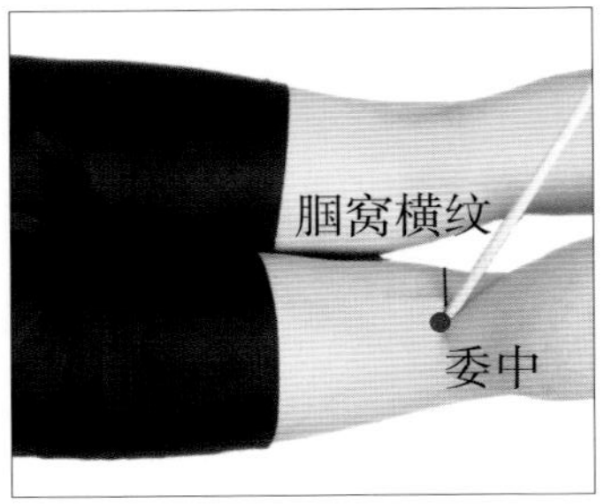

定位：在膝后侧，腘横纹中点。

快速取穴：在腘窝横纹上，左右两条大筋（股二头肌腱、半腱肌腱）的中间（相当于腘窝横纹中点）处即是。

功效主治：舒筋活络，泄热清暑，凉血解毒。主治腰、背、腿部疾患，下肢痿痹，腹痛，吐泻，小便不利，遗尿，丹毒，荨麻疹，皮肤瘙痒，疔疮，中暑。

特效按摩：示指指腹用力向内按揉本穴，每次 3~5 分钟，对腰、背、腿部的各种疾病都有良好的疗效，也可改善湿疹、风疹、荨麻疹等。

●承山——腿脚抽筋不用怕

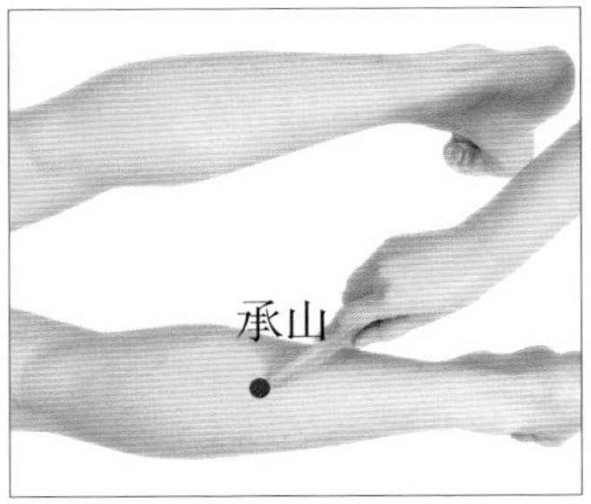

定位：在小腿后侧，腓肠肌两肌腹与跟腱交角处。

快速取穴：腘横纹中点至外踝尖平齐处连线的中点即是。

功效主治：理气止痛，舒筋活络，消痔。主治痔疮，便秘，脱肛，腰腿拘急疼痛，足跟痛。

特效按摩：俯卧位，拇指弹拨本穴 3~5 分钟，以酸胀为度，可治疗下肢痹痛、痉挛，痔疮，脱肛等。

●昆仑——舒筋活络疗效佳

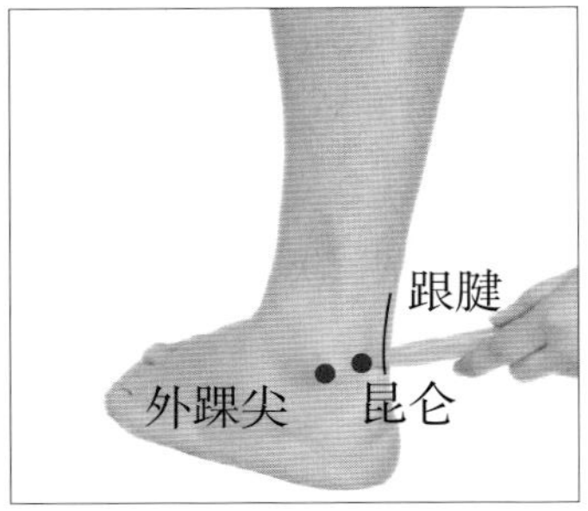

定位：在踝后外侧，外踝尖与跟腱之间的凹陷中。

快速取穴：外踝尖与脚腕后的大筋（跟腱）之间可触及一凹陷处即是。

功效主治：安神清热，舒筋活络。主治头痛，目眩，腰痛，鼻出血，足跟肿痛，坐骨神经痛，痔疮。

特效按摩：拇指弹拨本穴 3~5 分钟，以酸胀为度，可调理膀胱经循行部位的常见病症，如神经性头痛、眩晕、鼻出血、痔疮、腰痛等。

穴名	主治	特效按摩
眉冲	头痛，眩晕，鼻塞，癫痫	以拇指按揉本穴 3~5 分钟，每日 2 次，可缓解鼻塞
曲差	头痛，目视不明，鼻塞，鼻出血，鼻炎，鼻窦炎，结膜炎，面神经麻痹	以拇指按揉本穴 3~5 分钟，每日 2 次，可治疗鼻炎、鼻窦炎、结膜炎等
五处	头痛，目眩，视力下降，癫痫，小儿惊风，面神经麻痹，三叉神经痛	以拇指按揉或弹拨本穴 3~5 分钟，每日 2 次，可缓解头痛、面神经麻痹、三叉神经痛、小儿惊风等
承光	头痛，目眩，癫痫，目视不明，鼻塞，发热，三叉神经痛	以拇指按揉或弹拨本穴 3~5 分钟，每日 2 次，可止三叉神经痛伴头痛
通天	鼻塞，鼻窦炎，鼻出血，支气管炎，支气管哮喘，头痛，眩晕	以拇指按揉或弹拨本穴 3~5 分钟，每日 2 次，对支气管炎、支气管哮喘等有一定的辅助治疗作用
络却	头晕，癫痫，耳鸣，鼻塞，目视不明，抑郁，斜方肌痉挛	以拇指按揉或弹拨本穴 3~5 分钟，每日 2 次，对近视、鼻炎、斜方肌痉挛有一定疗效
玉枕	头项痛，目痛，目视不明，鼻塞	以拇指按揉或弹拨本穴 3~5 分钟，每日 2 次，对缓解后枕部疼痛效果好
天柱	头痛，眩晕，项强，肩背痛，目赤肿痛，哮喘，失眠	每日坚持按压本穴，可减缓头痛、失眠等
大杼	头痛，眩晕，项强，肩背痛，落枕，目赤肿痛，目视不明，鼻塞，慢性支气管炎，哮喘	以拇指向下按压 30 秒后放开，重复几次，或握空拳敲打数分钟，有强筋骨之功效
风门	感冒，咳嗽，发热，头痛，项强，胸背痛，落枕，风湿性关节炎	举手，用中指指腹按揉本穴，每次 1~3 分钟，能够有效治疗风寒感冒
厥阴俞	心悸，心痛，咳嗽，胸闷，呕吐，乳房发育不良	配合呼吸以拇指缓慢按压本穴，可治疗心绞痛、心肌炎、风湿性心脏病等
督俞	心痛，胸闷，气喘，胃痛，腹痛，腹胀，呃逆，乳腺炎，皮肤瘙痒，银屑病	以拇指按压本穴，每次 1~3 分钟，对胃炎、膈肌痉挛、乳腺炎、皮肤瘙痒、银屑病等有一定的疗效
胆俞	黄疸，口苦，呕吐，食不化，胁痛，失眠，癔症，潮热	以拇指按压本穴，每次 3 分钟，可缓解肋间神经痛、失眠、癔症
三焦俞	水肿，小便不利，腹胀，胃炎，胃痉挛，消化不良，泄泻，腰背强痛，痛经	以拇指按压本穴，每次 1~3 分钟，对胃炎、胃痉挛、消化不良、肠炎等有一定的预防和辅助治疗作用
气海俞	腰痛，痛经，腹胀，肠鸣，痔疮，便秘	以拇指按压本穴，每次 1~3 分钟，并缓慢活动腰部，可缓解腰肌劳损、痔疮等
关元俞	腹胀，泄泻，遗尿，腰痛，阳痿，盆腔炎，痛经，精力减退	以拇指稍用力按压本穴，至局部有些疼痛，每次 1~3 分钟，可辅助治疗盆腔炎、痛经
小肠俞	遗精，遗尿，尿血，带下，腹痛，泄泻，腰痛，便秘	以拇指稍用力按压本穴，至局部轻微疼痛，每次 1~3 分钟，可辅助治疗肠炎、便秘、遗尿、遗精等
膀胱俞	小便不利，遗精，泄泻，便秘，泌尿系统结石，糖尿病，子宫内膜炎	以拇指稍用力按压本穴，至局部轻微疼痛，每次 1~3 分钟，对糖尿病、子宫内膜炎也有较好保健作用

穴名	主治	特效按摩
中膂俞	痢疾，疝气，腰脊强痛	以拇指或肘部稍用力按压本穴，至局部轻微疼痛，每次1~3分钟，可减轻腰骶痛、坐骨神经痛等
白环俞	遗精，带下，月经不调，子宫内膜炎，腰骶疼痛，手足麻木，尿潴留	以拇指或肘部稍用力按压本穴，至局部轻微疼痛，每次1~3分钟，对子宫内膜炎、下肢瘫痪、尿潴留等也有一定的辅助治疗作用
八髎	腰骶部、泌尿生殖系统疾病	以拇指稍用力按压此四组穴，每次1~3分钟，以酸胀为度，对外阴湿疹、痔疮、睾丸炎、便秘、尿潴留等有一定的保健作用
会阳	泄泻，便血，痔疮，带下，阳痿，阴部湿痒等	以中指指腹按揉本穴，每次1~3分钟，经常按摩对泄泻、便血、痔疮有不错的疗效
殷门	腰腿痛，下肢痿痹，腰扭伤	以示指、中指、无名指三指指腹向上按揉本穴，每次3~5分钟，每日2次，对坐骨神经痛、下肢麻痹、小儿麻痹后遗症等有一定的疗效
浮郄	膝腘痛、麻、挛、急，便秘，急性胃肠炎	以示指、中指、无名指三指指腹向上按揉本穴，每次3~5分钟，每日2次，可缓解急性胃肠炎、便秘等
委阳	水肿，小便不利，腰脊强痛，下肢挛痛，高血压	以示指指腹用力向内按揉本穴，每次3~5分钟，长期坚持，可改善腰背肌痉挛、腰背痛等
附分	颈项强痛，肩背拘急，肘臂麻木	举手，以中指指腹按揉本穴，每次1~3分钟，并缓慢活动颈肩部，可有效改善急性颈项强痛、肩背拘急
魄户	咳嗽气喘，咯血，肩背痛，项强	配合呼吸节奏以中指指腹按揉本穴，每次1~3分钟，对哮喘有一定的疗效
膏肓	咳嗽，哮喘，盗汗，健忘，神经衰弱，遗精，阳痿，过敏性鼻炎，贫血	以中指指腹按揉本穴，每次1~3分钟，每日2次，长期坚持可辅助治疗各种慢性虚损性疾病，如阳痿、神经衰弱、贫血等
神堂	心痛，心悸，咳嗽气喘，胸闷，肩臂背痛	背肌痉挛、肩臂疼痛时用拇指指腹按揉或掐按本穴，每次1~3分钟，每日2次，可减轻疼痛
譩譆	咳嗽气喘，疟疾，发热，肩背痛，膈肌痉挛	用拇指指腹按揉或掐按本穴，每次1~3分钟，每日2次，可缓解腰背肌痉挛、膈肌痉挛
膈关	呕吐，呕逆，嗳气，食不下，脊背强痛	用拳轻叩本穴，可缓解膈肌痉挛引起的呃逆等
魂门	胸胁痛，呕吐，泄泻，黄疸，背痛，癔症	用拇指指腹按揉或掐按本穴，每次1~3分钟，每次2次，可改善肋间神经痛、癔症等
阳纲	肠鸣，泄泻，神经性胃痛，肋间神经痛，黄疸，失眠，癔症，2型糖尿病	以拇指按压本穴，每次1~3分钟，长期坚持可缓解肋间神经痛、失眠、癔症

穴名	主治	特效按摩
意舍	腹胀，肠鸣，泄泻，呕吐，胃痛	以拇指按压本穴，每次 1~3 分钟，长期坚持对消化不良、肠炎有一定的辅助治疗作用
胃仓	胃脘痛，腹胀，小儿食积，水肿，食欲不振，肝炎，肠炎	以拇指按压本穴，每次 1~3 分钟，可缓解胃炎、胃溃疡、肝炎、肠炎等
肓门	便秘，乳疾，胃痛，胃胀，腰肌劳损	以拇指按压本穴，每次 1~3 分钟，每日 2 次，可调理乳腺炎、腰肌劳损等。
志室	遗精，阳痿，遗尿，小便不利，肾绞痛，消化不良，水肿，月经不调，腰脊强痛，坐骨神经痛	以拇指按压或屈肘以肘部突起部着力于本穴，每次 1~3 分钟，每日 2 次，可改善肾绞痛、消化不良等
胞肓	小便不利，肠鸣，腹胀，便秘，腰脊痛	以拇指按压或屈肘以肘部突起部着力于本穴，每次 1~3 分钟，每日 2 次，对肠炎、便秘有较好的调理作用
秩边	腰腿痛，痔疮，脱肛，小便不利，膀胱炎	以拇指按压或屈肘以肘部突起部着力于本穴，每次 1~3 分钟，每日 2 次，对痔疮、脱肛有一定的辅助治疗效果
合阳	腰脊强痛，下肢痿痹，疝气，膝关节疼痛，崩漏	以拇指弹拨本穴 3~5 分钟，以酸胀为度，对改善膝关节疼痛及活动不利有一定的效果
承筋	痔疮，腰腿拘急疼痛，落枕，背痛	急性腰扭伤、小腿肌肉痉挛或麻痹时，俯卧位，拇指弹拨本穴 3~5 分钟，以酸胀为度，可明显缓解症状
飞扬	头痛，目眩，鼻出血，腰背痛，腿软无力，痔疮	俯卧位，以拇指弹拨本穴 3~5 分钟，以酸胀为度，可改善小腿肌肉疲劳
跗阳	头痛，头重，腰腿痛，下肢痿痹，外踝肿痛	以拇指弹拨本穴 3~5 分钟，以酸胀为度，可明显减轻小腿肌肉痉挛症状
仆参	牙龈出血，下肢痿痹，足跟痛，癫痫，踝关节扭伤，尿道炎	用拇指按揉本穴 3~5 分钟，以酸胀为度，对牙龈出血、尿道炎有调理作用
申脉	头痛，目眩，失眠，目赤肿痛，腰腿痛，踝关节扭伤	用拇指按揉本穴 3~5 分钟，以酸胀为度，对腰肌劳损、下肢瘫痪、关节炎、踝关节扭伤有一定的治疗作用
金门	头痛，癫痫，小儿惊风，腰痛，下肢痹痛	用拇指按揉或指掐本穴 3~5 分钟，以酸胀为度，对膝关节炎、踝扭伤、足底痛有一定的保健作用
京骨	头痛，项强，目翳，癫痫，小儿惊风，腰腿痛，肩部酸痛	用拇指按揉或指掐本穴 3~5 分钟，以酸胀为度，可预防癫痫、小儿惊风等
束骨	头痛，项强，目眩，癫狂，腰腿痛，耳鸣	以拇指推按本穴 1~3 分钟，每日 2 次，对视物模糊、耳鸣有辅助治疗作用
足通谷	头痛，项强，目眩，鼻出血，易惊，癫狂，咽喉疼痛，消化不良，呕吐	以拇指推按本穴 1~3 分钟，每日 2 次，对易惊、消化不良、呕吐等有一定辅助治疗作用
至阴	胎位不正，难产，胞衣不下，头痛，目痛，鼻塞，鼻出血，腰膝发冷，夜尿症	①以拇指掐按本穴 1~3 分钟，每日 2 次，长期坚持可治疗头痛、脑血管病后遗症等。②用艾条温和灸至阴、太溪各 10 分钟，以局部温热为度，可治疗胎位不正

足少阴肾经

本经主治：①遗精、阳痿、小便不利等泌尿生殖系统病症。②月经不调、痛经、不孕等妇科病症。③癫狂、失眠、眩晕等神志病症。④大腿内侧后、腰部痛、咽喉肿痛等经脉循行部位的病症。

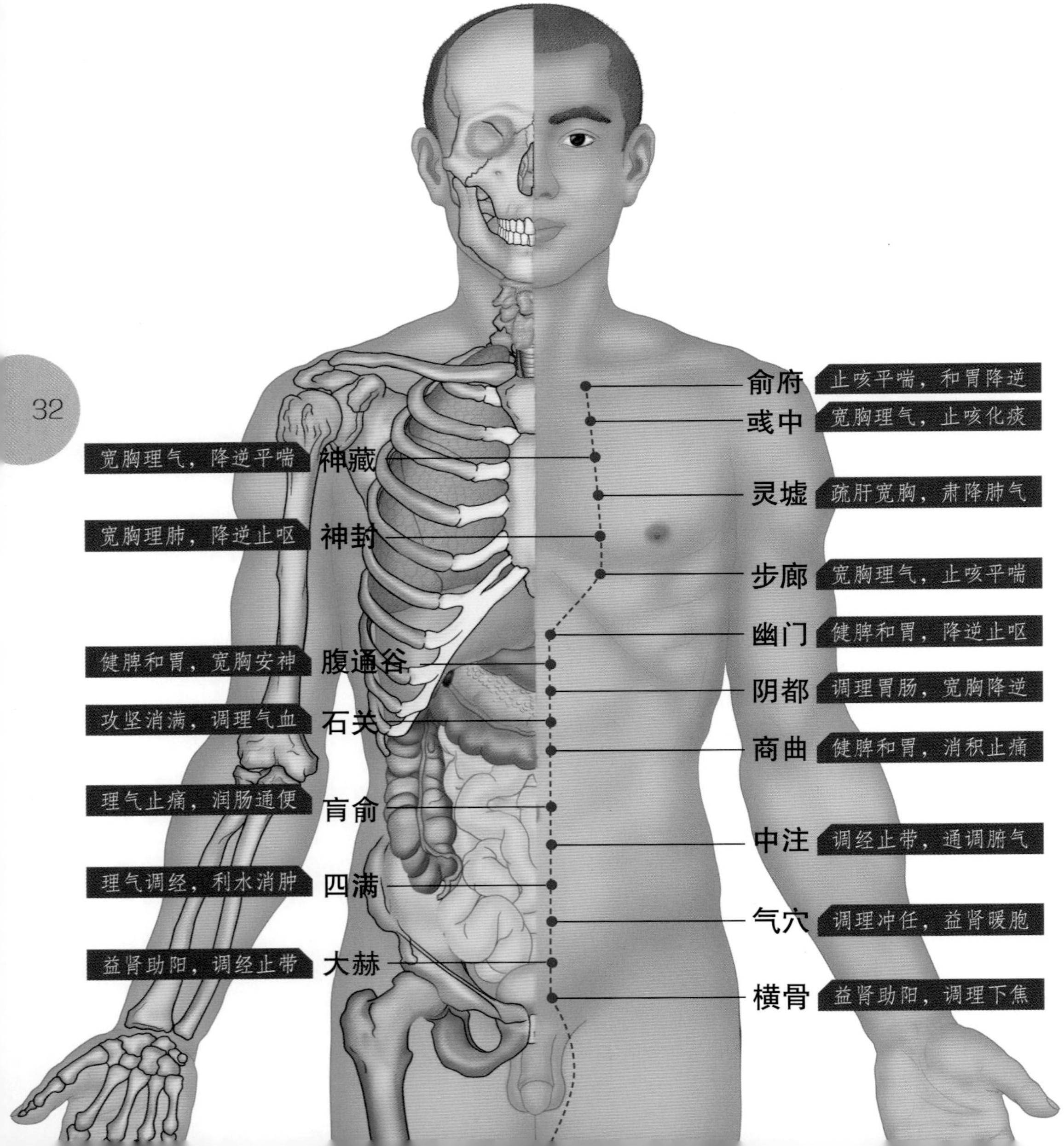

●涌泉——溺水急救快用它

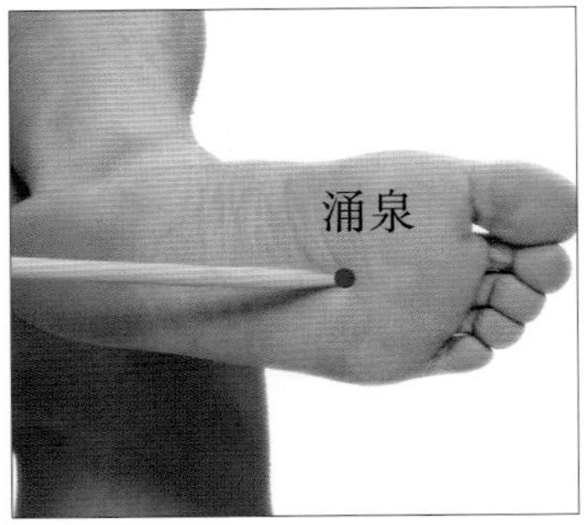

定位：在足底，屈足卷趾时足心最凹陷中。

快速取穴：蜷足，约当足底第 2，3 趾蹼缘与足跟连线的前 1/3 与后 2/3 交点凹陷中即是。

功效主治：苏厥开窍，滋阴益肾，平肝息风。主治头顶头痛，眩晕，昏厥，癫狂，小儿惊风，失眠，便秘，小便不利，咽喉肿痛，舌干，失音，足底痛，足心热，食欲不振，倦怠。还可用于溺水急救。

特效按摩：①用示指或中指的指尖关节点按涌泉 3~5 分钟，可有效治疗失眠、咽喉疼痛、足底痛、足心热。②溺水所致的昏迷不醒，以拇指向下按压，30 秒后放开。

●太溪——补肾气，除百病

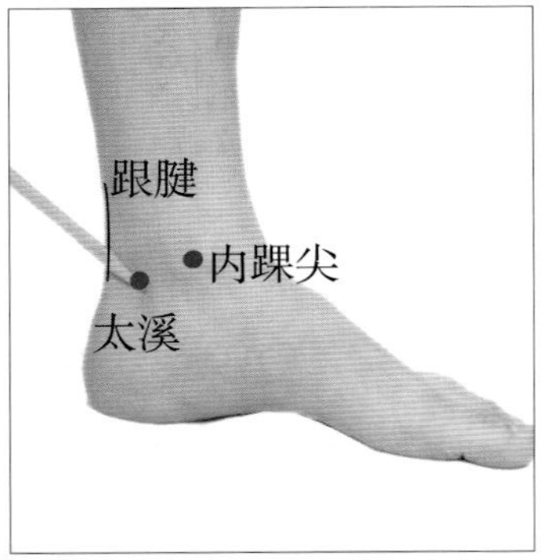

定位：在踝后内侧，内踝尖与跟腱之间的凹陷中。

快速取穴：由足内踝尖向后推至凹陷处（大约当内踝尖与跟腱间之中点）即是。

功效主治：滋阴益肾，壮阳强腰。主治月经不调，遗精，阳痿，小便频数，糖

失眠，头痛，咯血，贫血。

特效按摩：用示指指腹按揉太溪 3~5 分钟，以酸胀为度，可促进肾经的经气，有效缓解腰肌劳损。促进血液循环，改善手脚冰凉。

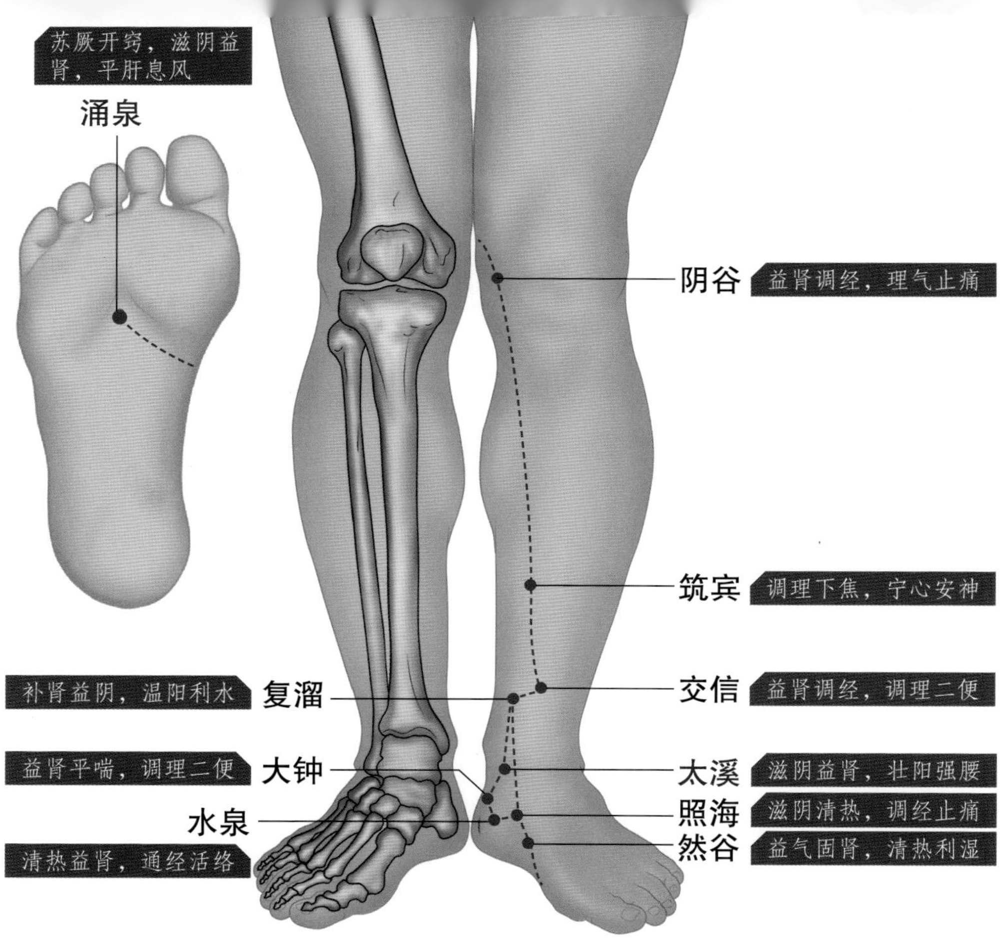

●大赫——益肾助阴，调经止带

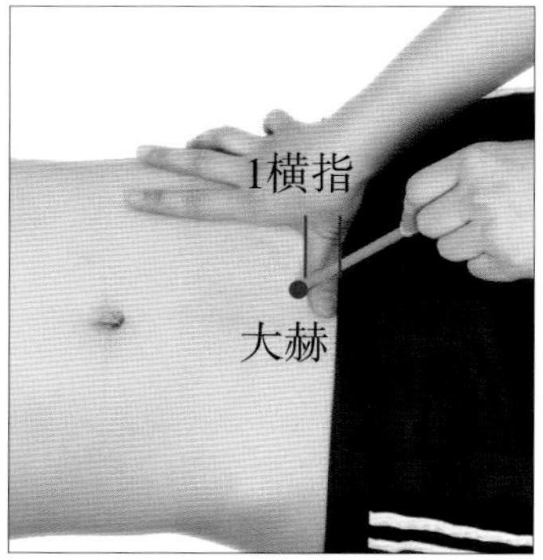

定位：在下腹部，脐中下 4 寸，前正中线旁开 0.5 寸。

快速取穴：横骨上 1 寸，旁开前正中线 0.5 寸处即是。

功效主治：益肾助阳，调经止带。主治遗精，子宫脱垂，阴道脱垂，带下，痛经，膀胱炎，尿潴留，尿道炎。

特效按摩：仰卧位，用示指指腹按揉本穴 3~5 分钟，可辅助治疗生殖系统疾病。对膀胱炎、神经性膀胱、尿潴留、尿道炎也有一定的治疗效果。

穴名	主治	特效按摩
然谷	月经不调，子宫脱垂，阴道脱垂，阴痒，遗精，小便不利，糖尿病，泄泻，小儿脐风，咽喉肿痛，咯血，口噤，急性腰扭伤，腰膝发冷	用示指指腹按揉然谷 3~5 分钟，可有效帮助睡眠，可缓解咽喉炎、扁桃体炎等
大钟	咽痛，口腔炎，癃闭，遗尿，便秘，咯血，气喘，痴呆，腰膝冷痛	用示指指腹点按大钟，以酸胀为度，可辅助治疗神志病症，对咽痛、口腔炎、便秘也有特效
水泉	月经不调，子宫脱垂，阴道脱垂，小便不利，痛风，近视	①用示指指腹点按水泉 3~5 分钟，可改善小便不利之症状。②每日坚持按摩 3~5 次，对近视也有一定的作用
照海	扁桃体炎，咽喉炎，月经不调，带下，遗精，小便频数，失眠	①用示指指腹按揉照海，以酸胀为度，可以辅助治疗扁桃体炎、咽喉炎。②每日睡前按摩本穴 3~5 分钟，可以改善睡眠
复溜	水肿，腹胀，泄泻，盗汗，下肢痿痹，月经不调，尿少	①用示指指腹按摩本穴，以酸胀为度，长期坚持对盗汗，尿少有一定的治疗效果。②在复溜局部按揉还可治疗下肢痿痹
交信	月经不调，崩漏，子宫脱垂，阴道脱垂，泄泻，便秘，高血压，下肢内侧疼痛	①用示指指腹点按本穴 3~5 分钟，可以辅助治疗便秘、肠炎。②在本穴局部点按至酸胀，可缓解下肢内侧疼痛

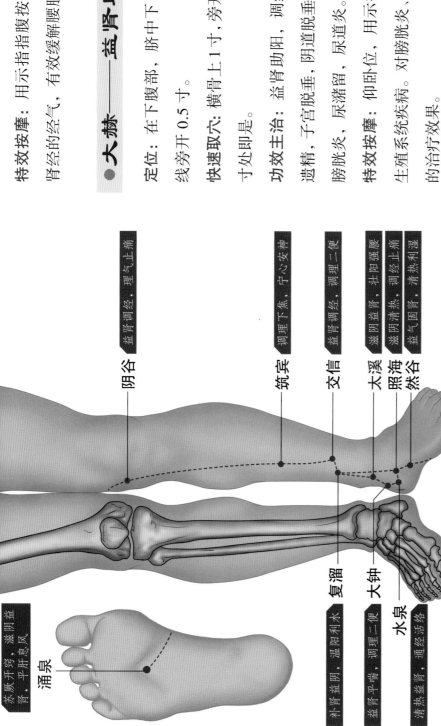

续表

穴名	主治	特效按摩
筑宾	癫狂，呕吐，疝气，小腿疼痛，晕车，晕船，呕吐涎沫	用示指指腹点按本穴 3~5 分钟，以酸胀为度，可以辅助调节泌尿系统疾病，对小腿肌肉痉挛、下肢痿痹也有改善作用
阴谷	胃肠炎，阳痿，疝气，崩漏，癫狂，大腿后侧痛，小腿疼痛，腘窝不适	①用示指指腹点按本穴至酸胀，可以有效改善胃肠炎之症状，也可缓解膝关节炎引起的腘窝不适。② 坚持按摩本穴可调理泌尿生殖系统病症
横骨	少腹胀痛，小便不利，遗尿，遗精，阳痿，疝气，阴痛，膀胱炎，盆腔炎，附件炎，月经不调	仰卧位，用示指指腹点按本穴 3~5 分钟，每日 3~5 次，对遗精、阳痿、盆腔炎、附件炎、闭经、月经不调有调理作用
气穴	月经不调，带下，崩漏，小便不通，泄泻，膀胱炎	用示指指腹点按本穴 3~5 分钟，至穴位酸胀为上佳，可有利尿通便之作用
四满	胃肠不适，月经不调，带下，遗精，疝气，便秘，腹痛，水肿	①仰卧位，用示指指腹点按本穴 3~5 分钟，可以缓解胃肠道疾病之症状。②长期按摩本穴可以辅助治疗痛经、月经不调
中注	腰痛，腹痛，便秘，泄泻，消化不良，月经不调，痛经	①用示指指腹点按本穴，可激发肾经经气，对腰痛有很好的缓解作用。②按揉本穴至透热，也可辅助治疗腹痛、便秘
肓俞	腹痛，腹胀，呕吐，泄泻，便秘，月经不调，疝气，腰脊痛，风湿性关节炎	①仰卧位，用示指指腹按揉本穴 3~5 分钟，以穴位透热为佳，对消化系统病症，如便秘、腹痛有很好的效果。②拇指指腹点按天枢、中脘，而后在腹部拔罐，留罐 10 分钟，可缓解慢性肠炎
商曲	腹痛，泄泻，便秘，痛经	用示指指腹点按本穴 3~5 分钟，可辅助治疗腹痛，并且对腹泻及便秘有特效
石关	呕吐，胃痛，腹痛，便秘，脾胃虚寒，不孕	①胃痉挛疼痛发作时，用示指指腹重按本穴，能有效缓解疼痛。②平时按摩本穴还能改善脾胃虚寒
阴都	腹痛，腹胀，便秘，不孕，哮喘	①用示指指腹按揉本穴 5 分钟，每日 3~5 次，可对呼吸系统疾病有防治的作用，同时也可调理胃肠功能。②不孕者以拇指指腹点按阴都、子宫、关元、气海、三阴交各 10 分钟，一日多次。若虚寒体质者可配合艾灸治疗
腹通谷	腹痛，腹胀，呕吐，心痛，心悸，咳嗽，哮喘	①用示指指腹点按本穴 3~5 分钟，可有效缓解胃痛、呕吐。②肠易激综合征者用全手掌轻柔按揉腹部腹通谷处 10 圈，并配以轻柔的颤法，可缓解症状
幽门	腹痛，腹胀，呕吐，泄泻，咳嗽	①点按本穴 3~5 分钟，以酸胀为佳，可以双向调节腹胀、腹泻。②长期坚持按摩本穴，可辅助调理胃肠疾病
步廊	咳嗽，哮喘，胸胁胀满，肋间神经痛，呕吐，乳腺疾病	①轻揉本穴 5 分钟，每日 1 次，长期坚持可对乳腺疾病有很好的防治作用。②双手掌沿肋骨走行方向推擦步廊、膻中、大包，可缓解肋间神经痛
神封	咳嗽，哮喘，胸胁胀满，乳腺炎，呕吐，乳房发育不良，心动过速	用示指指腹点按本穴，至酸胀透热为佳，可快速缓解胸胁胀痛、肋间神经痛、心动过速、气喘等
灵墟	咳嗽，哮喘，胸胁胀满，乳腺炎，呕吐，心悸	风寒咳嗽时，每日点按本穴 5 次，以酸胀为度
神藏	咳嗽，哮喘，胸痛，呕吐，心悸	用示指指腹点按本穴 3~5 分钟，每日 2 次，可防治呼吸系统疾病，治疗咳喘效果尤佳
彧中	咳嗽，哮喘，胸胁胀满	点按本穴至酸胀透热，对膈肌痉挛功效好，并能化痰顺气，有效改善支气管炎之症状
俞府	咳嗽，哮喘，咳痰，胸痛，呕吐	咳嗽时，按揉本穴 5 分钟，以酸胀为度，每日 2 次，效佳

手厥阴心包经

本经主治：①心烦、胸闷、心悸、心痛等循环系统病症。②不寐、癫狂等神志病症。③前臂痛、肘部痛等经脉循行部位的病症。

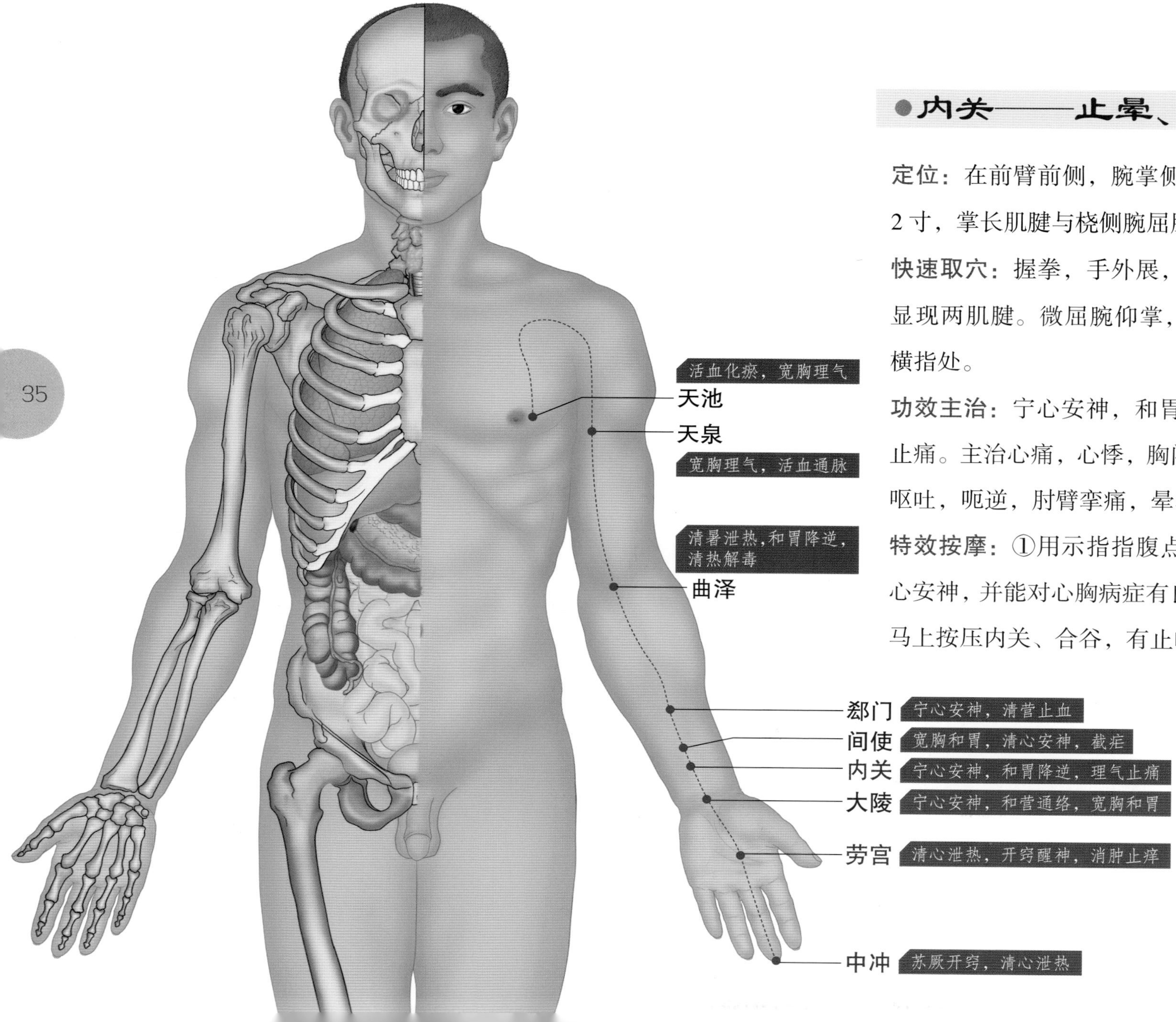

●内关——止晕、止吐都擅长

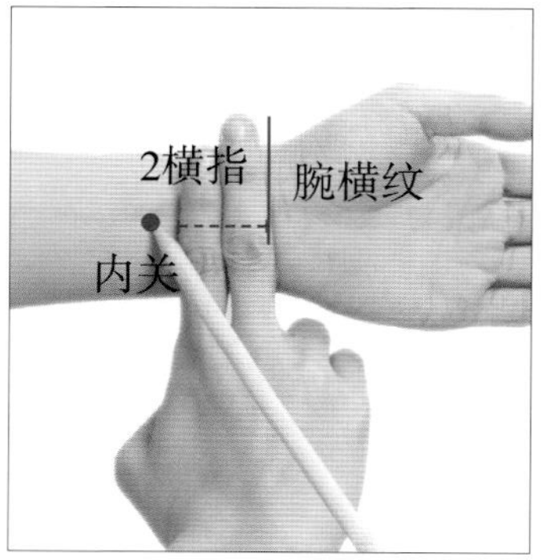

定位：在前臂前侧，腕掌侧远端横纹上2寸，掌长肌腱与桡侧腕屈肌腱之间。

快速取穴：握拳，手外展，微屈腕时，显现两肌腱。微屈腕仰掌，腕横纹上2横指处。

功效主治：宁心安神，和胃降逆，理气止痛。主治心痛，心悸，胸闷，眩晕，癫痫，失眠，偏头痛，胃痛，呕吐，呃逆，肘臂挛痛，晕车，晕船，高血压。

特效按摩：①用示指指腹点按本穴3~5分钟，以酸胀为度，可宁心安神，并能对心胸病症有良好的效果。②因晕车、晕船而想吐时，马上按压内关、合谷，有止吐之效。

●劳宫——易疲易倦按劳宫

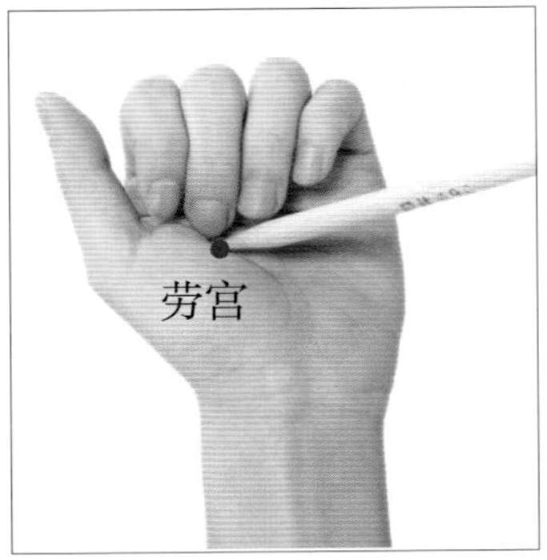

定位：在手掌，横平第 3 掌指关节近端，第 2、3 掌骨之间偏于第 3 掌骨。

快速取穴：握拳屈指时，中指尖点到处，第 3 掌骨桡侧处即是。

功效主治：清心泄热，开窍醒神，消肿止痒。主治口疮，口臭，鼻出血，癫痫，中风昏迷，中暑，心痛，呕吐，腹泻，腓肠肌痉挛。

特效按摩：①以拇指向下重按本穴，可用于中暑昏迷时的急救。②以中指指尖直接点压，或以对侧手拇指指尖点按本穴，能有效安神并缓解疲劳，适用于易疲乏倦人群。

●中冲——中风昏迷重按中冲

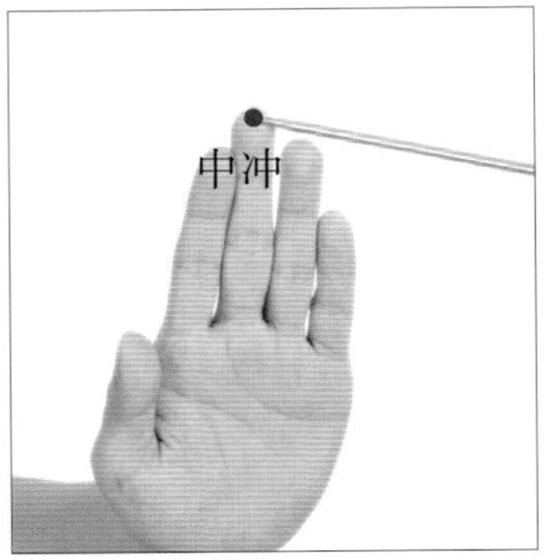

定位：在手指，中指末端最高点。

快速取穴：仰掌，微屈指，位于中指末节尖端中央，距离指甲游离缘约 0.1 寸处即是。

功效主治：苏厥开窍，清心泄热。主治中风昏迷，中暑，小儿惊风，热病，心烦，心痛胸闷，舌强肿痛，便秘。

特效按摩：①中风昏迷时重按中冲、水沟、劳宫，直至苏醒即止。②便秘时用拇指指端按摩本穴，可促进排便。

穴名	主治	特效按摩
天池	咳嗽，乳腺炎，乳汁少，乳腺增生，胸胁胀满，颈淋巴结结核，肋间神经痛	用示指指腹摩揉本穴 3~5 分钟，并圈状按摩全乳房 10 圈，可辅助治疗乳腺增生
天泉	心痛，咳嗽，胸胁胀满，臂痛	①点按本穴，以酸胀为度，可有效激发心包经之经气，改善心绞痛、心动过速等。②用拇指指腹轻柔地圈状按揉天泉 10 分钟，可治疗咳嗽；若气喘厉害可用拇指向胸骨方向重压天突，以患者接受为度
曲泽	心痛，心悸，热病，中暑，支气管炎，胃痛，呕吐，泄泻，肘臂疼痛，肱骨外上髁炎（网球肘），荨麻疹	①以拇指向下按压 30 秒后放开，重复按压几次，可缓解荨麻疹。②按揉曲泽、天突、鱼际各 5 分钟，以酸胀为度，每日 2 次，对支气管炎有辅助治疗作用
郄门	心痛，心悸，疔疮，癫痫，呕血，咯血，肌肉拉伤	①心悸发作时，按揉郄门 5 分钟，以酸胀为度。②呕血、咯血时，用拍法拍打郄门、孔最、血海，可有效缓解症状
间使	心痛，心悸，癫痫，热病，疟疾，胃痛，呕吐，呃逆，肘臂痛，手指麻木	①点按本穴 3~5 分钟，以酸胀为佳，可改善胸胁疼痛，并有效治疗呃逆。②冠心病者，日常可用拇指指腹按压间使、内关各 10 分钟，而后用刮痧板刮拭膻中，以出痧为度
大陵	心痛，心悸，癫狂，疮疡，牙肿，口臭，胃痛，呕吐，手腕麻痛，胸胁胀满，失眠，小儿夜啼	①心绞痛发作时，点按大陵至酸胀，可有效缓解疼痛。②坚持按揉大陵，可有效缓解牙肿、口臭。③腕关节疼痛时，可用拇指指腹点按大陵、阳溪、阳谷各 5~10 分钟，并小幅度活动腕关节

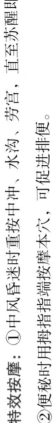

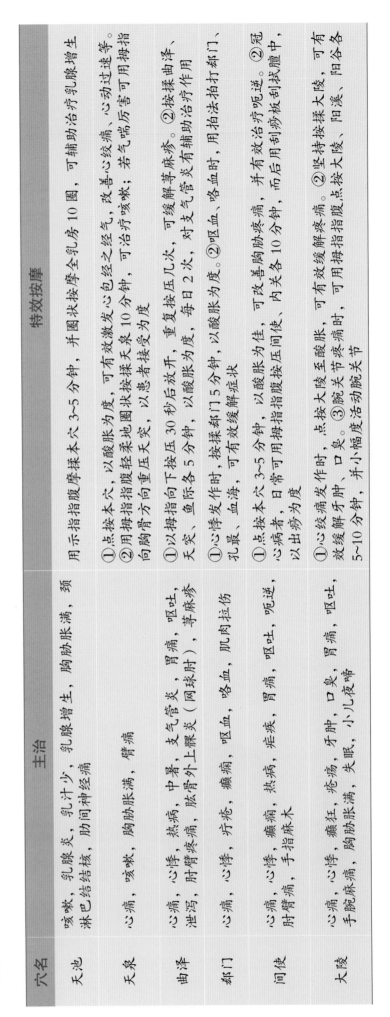

手少阳三焦经

本经主治：①耳聋、耳鸣、耳痛、耳痒、耳流脓等耳部病症。②肩部、臂部、肘部疼痛，手小指疼痛失用等经脉循行部位的病症。

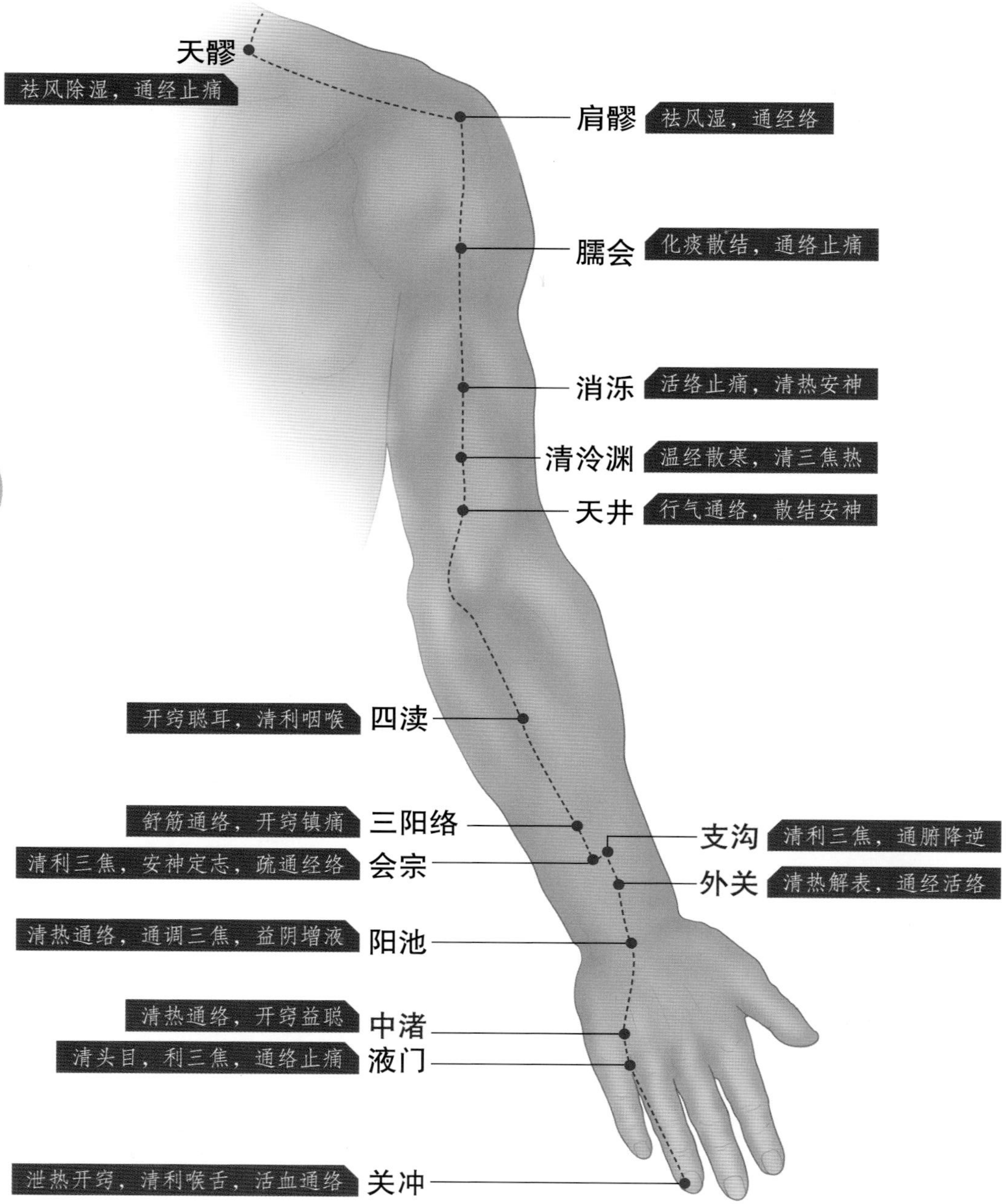

●中渚——缓解腕指关节痛

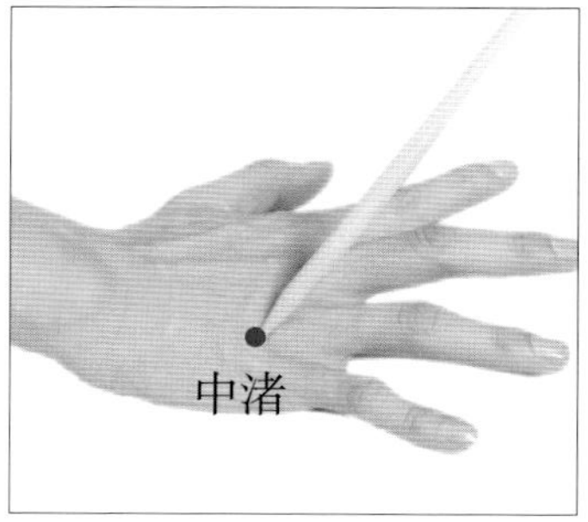

定位：在手背，第 4、5 掌骨间，第 4 掌指关节近端凹陷中。

快速取穴：在手背部第 4、5 指指缝间掌指关节后可触及一凹陷处即是。

功效主治：清热通络，开窍益聪。主治头痛，耳鸣，咽喉肿痛，糖尿病，手指屈伸不利。

特效按摩：①按揉本穴 5 分钟，以酸胀为度，每日 1 次，可缓解腕指关节痛。②以对侧手拇指指尖点按本穴，可以有效缓解耳鸣、耳聋的症状。

●外关——治风湿解腰痛

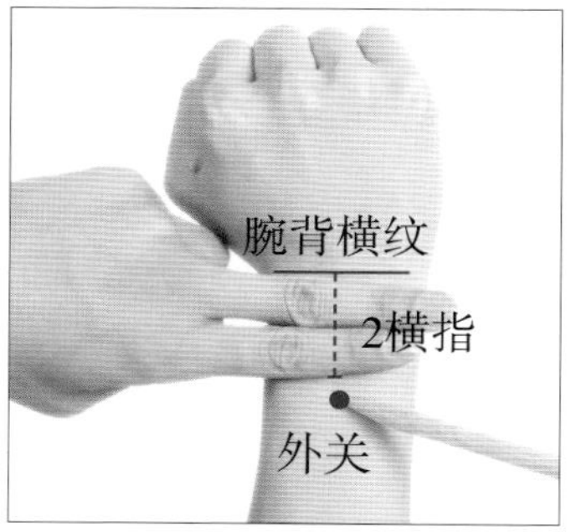

定位：在前臂后侧，腕背侧远端横纹上 2 寸，尺骨与桡骨间隙中点。

快速取穴：从掌腕背横纹中点直上约 2 横指，在前臂两骨之间的凹陷处即是。

功效主治：清热解表，通经活络。主治感冒，头痛，目赤肿痛，耳鸣，耳聋，胸胁痛，晕车，风湿病症。

特效按摩：①用示指指腹点按本穴 3~5 分钟，以酸胀为度，可清热解表，治疗感冒等外感病症。②长期坚持以对侧手拇指指尖或中指指尖点揉本穴，可缓解腰痛、手臂疼痛、偏头痛，辅助治疗风湿病症。

●支沟——清利三焦的要穴

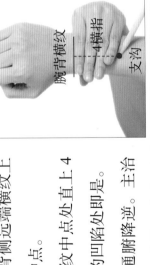

定位：在前臂后侧，腕背侧远端横纹上3寸，尺骨与桡骨间隙中点。

快速取穴：从掌腕背横纹中点处直上4横指，在前臂两骨之间的凹陷处即是。

功效主治：清利三焦，通腑降逆。主治便秘，肘臂痛，胁肋痛，落枕，头痛，耳鸣，耳聋，咽喉肿痛。

特效按摩：点按本穴，以酸胀为度，能清利三焦，通腑降逆，对便秘有很好的疗效。同时可治疗头痛、耳鸣、肘臂痛、肋痛。

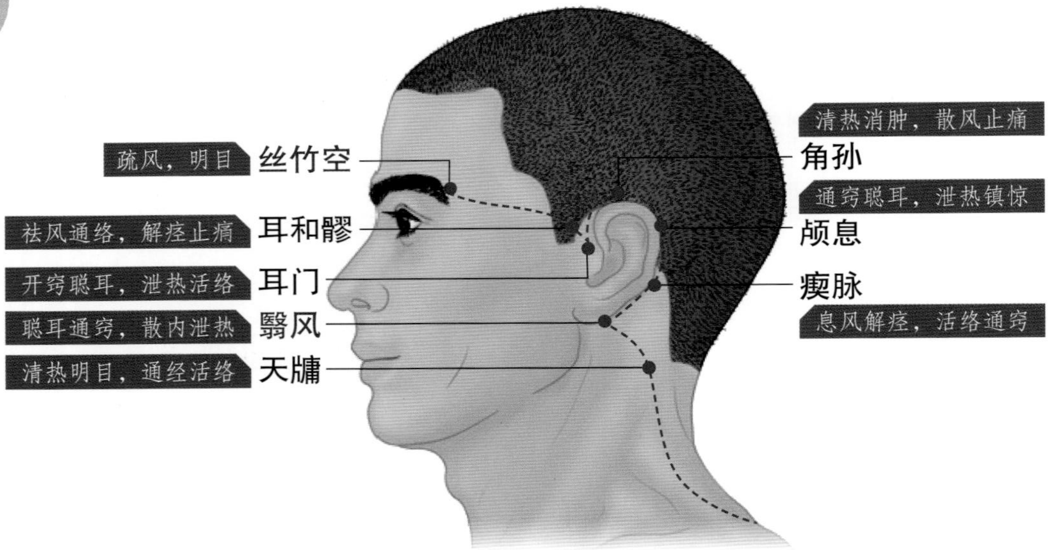

●翳风——主治头面病症

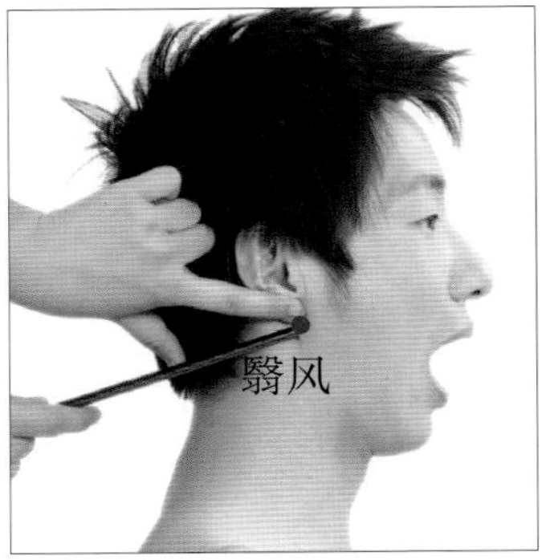

定位：在颈部，耳垂后方，乳突下端前方凹陷中。

快速取穴：将耳垂向后按于头侧部，耳垂的边缘处即是。

功效主治：聪耳通窍，散内泄热。主治耳鸣，耳聋，耳道流脓，口眼歪斜，牙关紧闭，牙痛，呃逆，颈淋巴结结核，颊肿，三叉神经痛，晕车，晕船。

特效按摩：用示指指腹点按本穴5分钟，做轻柔缓和的环旋转动，以酸胀为度，每日2次，具有通窍醒神之效，可改善耳鸣、耳聋、头晕、头痛、口眼歪斜。

●丝竹空——头痛、目痛都点它

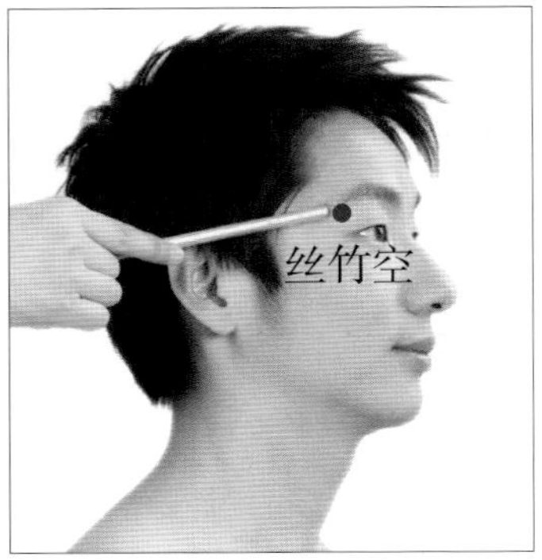

定位：在头部，眉梢凹陷中。

快速取穴：眉梢处可触及一凹陷处即是。

功效主治：疏风，明目。主治目赤肿痛，眼睑痉挛，目眩，头痛，牙痛，癫痫，面神经痉挛。

特效按摩：①用示指指腹点揉本穴，可缓解头痛、目赤肿痛、牙痛。②以双手拇指螺纹面点揉本穴，可辅助治疗面瘫，改善眼部血液循环，对视力恢复及眼部保健效果明显。

穴名	主治	特效按摩
关冲	发热，头痛，目赤，耳聋，咽喉肿痛	点按本穴 3~5 分钟，以酸胀为度，可有效缓解更年期综合征症状，如心烦、头痛等
液门	头痛，目赤，耳聋，咽肿，疟疾	①用示指指腹按揉本穴 3~5 分钟，以酸胀为度，可利三焦经之经气，对头面部病症如头痛、牙龈炎症有奇效。②局部点按本穴也可减轻此部位之疼痛
阳池	目赤肿痛，咽喉肿痛，糖尿病，疟疾，前臂疼痛，手脚冰凉	①用示指指腹点按本穴 3~5 分钟，以酸胀为佳，可有效缓解前臂疼痛。②平素坚持按摩本穴，有通络之效，对手脚冰凉人群有很好的效果
会宗	耳鸣，癫痫，上肢痹痛，视力下降	用示指指腹点按本穴 3~5 分钟，每日 3~5 次，可改善耳鸣
三阳络	耳聋，急性喉炎，牙痛，上肢痹痛，头痛，颈部僵硬	①点按本穴，以酸胀为度，每日 1 次，对手臂疼痛疗效佳。②以拇指向下按压 30 秒左右放开，或握空拳轻轻敲打数分钟，可缓解颈部僵硬
四渎	耳聋，急性喉炎，牙痛，声音嘶哑，咽喉肿痛，偏头痛，上肢痹痛，偏头痛	①按揉本穴，以酸胀为度，可缓解咽喉肿痛。②声音嘶哑或失音时，用示指指腹圈状按揉四渎 10 分钟，金津、玉液点刺放血（由医师操作）
天井	耳聋，偏头痛，癫痫，淋巴结结核，肘臂痛，膈肌痉挛	①按揉本穴，以酸胀为度，每日 1 次，可以预防淋巴结结核。②肘臂疼痛时，以掌根轻揉整个肘关节，重按天井，以局部有温热感为度，后小幅度摇肘关节，不可用力过猛
清泠渊	头痛，目痛，胁痛，肩臂痛，耳鸣	点按本穴 3~5 分钟，以酸胀为度，可缓解上肢痿、痹、瘫、痛
消泺	头痛，项强，牙痛，肩臂痛，肩周炎	点按本穴 3~5 分钟，以酸胀为度，可有效缓解肩臂痛、上肢不遂、肩周炎发作时之疼痛
臑会	甲状腺肿大，颈淋巴结结核，上肢痿痹，肩关节痛	用示指指腹点按本穴 3~5 分钟，可通络止痛，尤其对肩部病症效果奇佳
肩髎	肩臂挛痛不遂，上肢麻木	用示指指腹点按本穴 3~5 分钟，以酸胀透热为效佳，可辅助治疗肩膀疼痛、肩关节活动不利等
天髎	肩臂痛，颈项强痛，偏头痛	点按本穴至酸胀透热为度，可辅助治疗颈椎病、冈上肌肌腱炎，并能缓解肩背部之疼痛
天牖	头痛，项强，头晕，目痛，耳聋，颈淋巴结结核，颈肩酸痛	点按天牖、天髎各 5 分钟，以酸胀为度，每日 1 次，可缓解颈肩酸痛
瘈脉	耳鸣，耳聋，小儿惊风，头痛	偏头痛发作时，可用五指指尖或指甲点按本穴，以酸胀为佳，可有效缓解疼痛
颅息	小儿惊风，头痛，耳鸣，耳聋	①按揉本穴 3~5 分钟，可通窍泄热，改善头面部病症，如耳鸣、耳聋、头痛。②本穴也能镇惊，小儿惊风发作时，点按颅息 5 分钟，可缓解症状
角孙	目翳，牙痛，急性腮腺炎，偏头痛，项强	用示指指腹点按本穴 5 分钟至酸胀透热为佳，有护眼之效
耳门	耳鸣，耳部疼痛，耳聋，耳道流脓，牙痛，三叉神经痛	点按本穴 5 分钟，以酸胀为度，每日 2 次，可以辅助治疗耳鸣、耳聋
耳和髎	头痛，耳鸣，牙关紧闭，口歪	①用示指指腹点按本穴 5 分钟，以局部透热为度，可有效改善耳鸣、偏头痛。②在临床上还可辅助治疗面瘫

足少阳胆经

本经主治：①头痛、耳鸣、耳聋、咽喉肿痛、眼睑瞤动、鼻塞等五官病症。②眩晕、小儿惊痫、中风昏迷等神志病症。③颈项强痛、胸胁痛、下肢痿痹等经脉循行部位的病症。

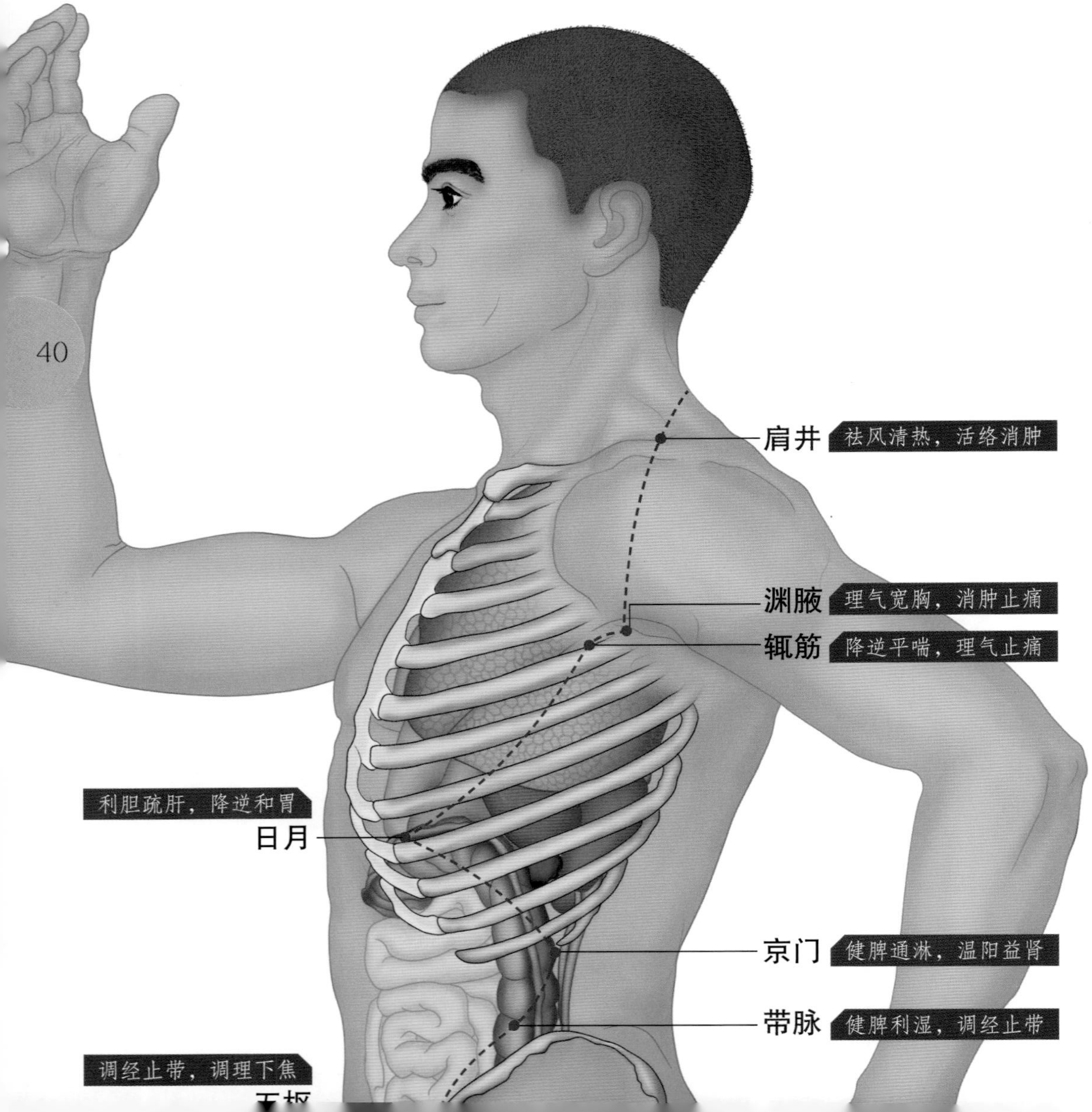

●肩井——治疗落枕与肩痛

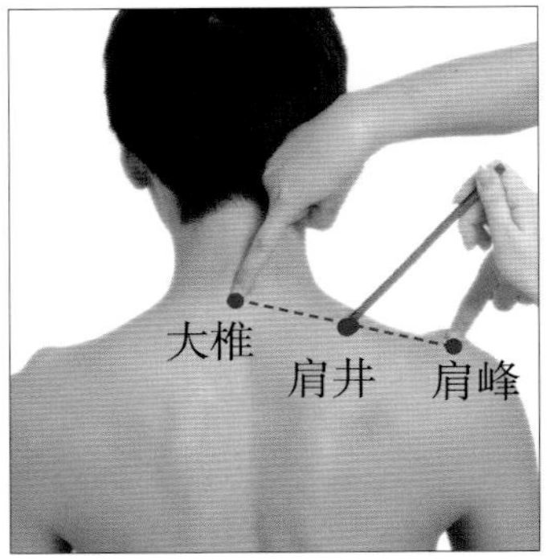

定位：在颈后部，第 7 颈椎棘突与肩峰最外侧点连线的中点。

快速取穴：大椎与肩峰端连线的中点，按压有明显酸胀感处即是。

功效主治：祛风清热，活络消肿。主治头痛，眩晕，颈项强痛，肩背疼痛，上肢不遂，颈淋巴结结核，乳腺炎，乳汁少，难产，胞衣不下，肥胖。

特效按摩：点按提拿本穴以酸胀为度，可有效治疗落枕，缓解肩背疼痛、上肢酸胀麻木，也可辅助治疗乳腺炎。

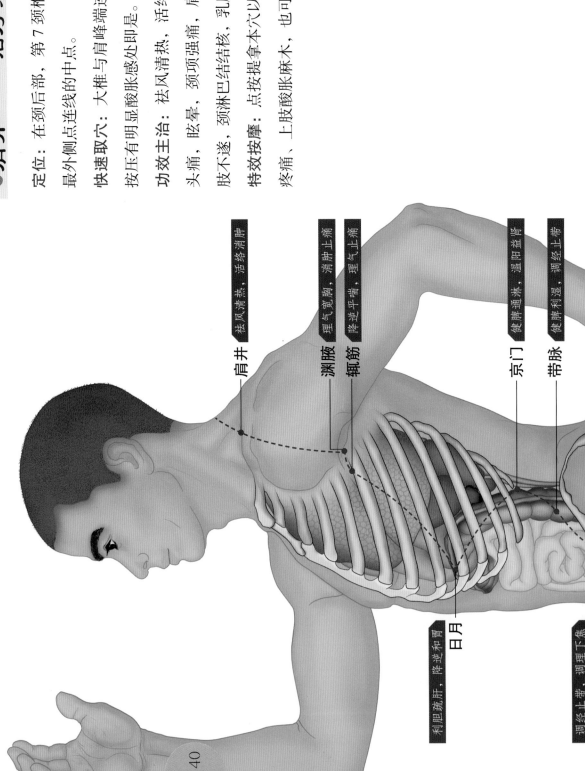

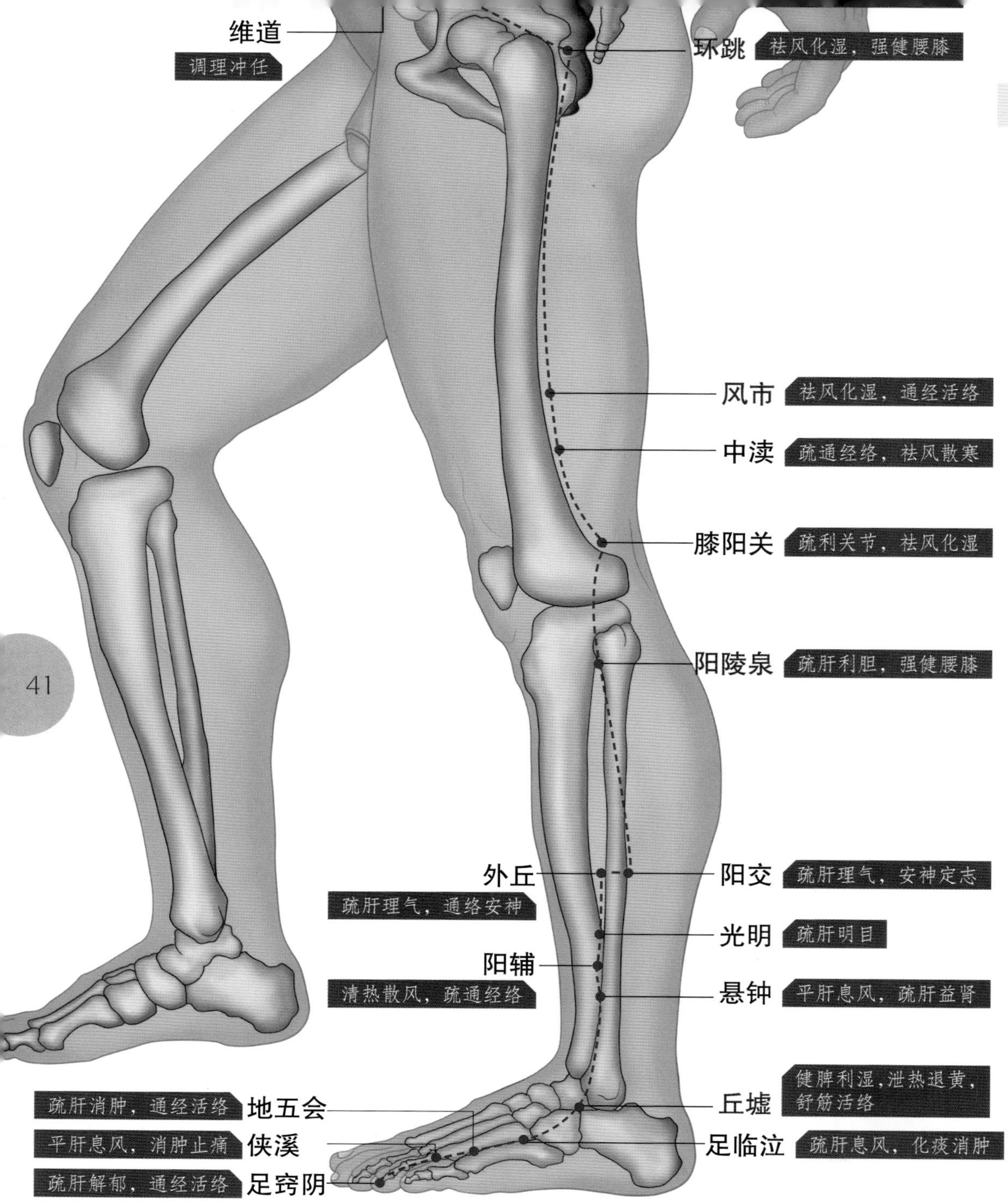

带脉——妇科疾病就找它

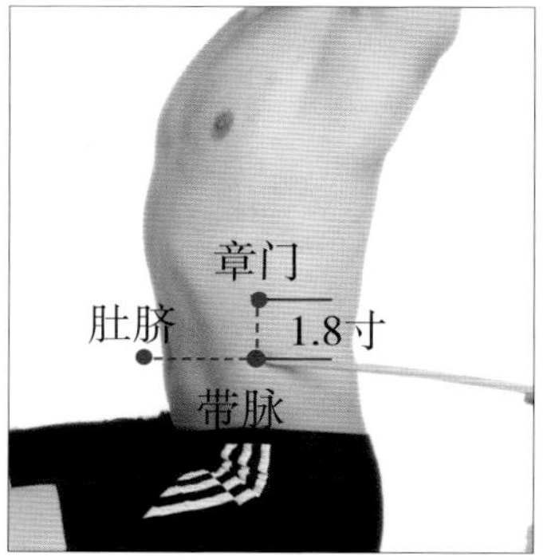

定位：在侧腹部，第 11 肋骨游离端垂线与脐水平线的交点上。

快速取穴：侧坐举臂，先取章门，在其下 1.8 寸，与肚脐相平处，按压有酸胀感。

功效主治：健脾利湿，调经止带。主治带下，月经不调，子宫脱垂，阴道脱垂，经闭，不孕，肥胖。

特效按摩：平常点按本穴，每次 3~5 分钟，每日 3 次，可有效防治妇科疾病，如盆腔炎等。经常提揉本穴，对减肥有一定功效。

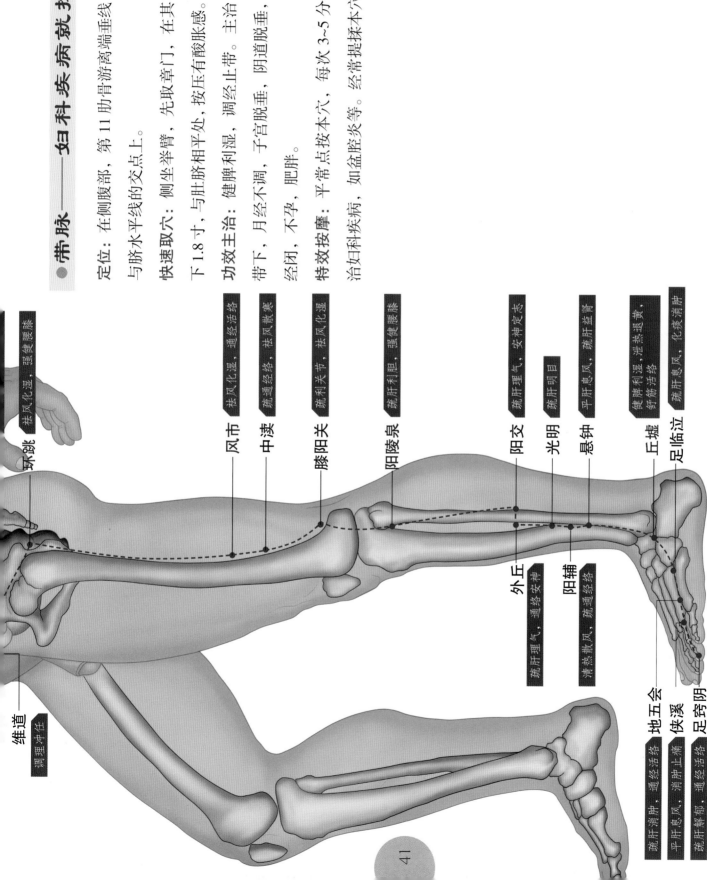

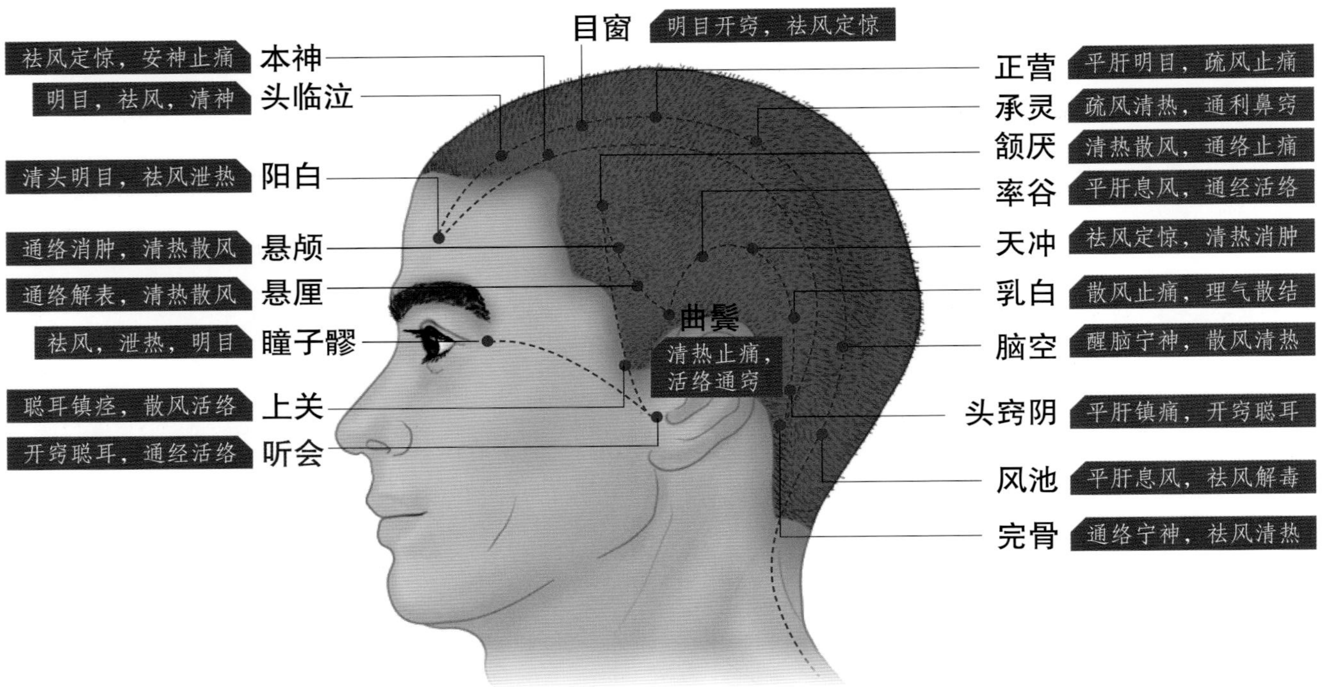

●风池——疏风散寒治感冒

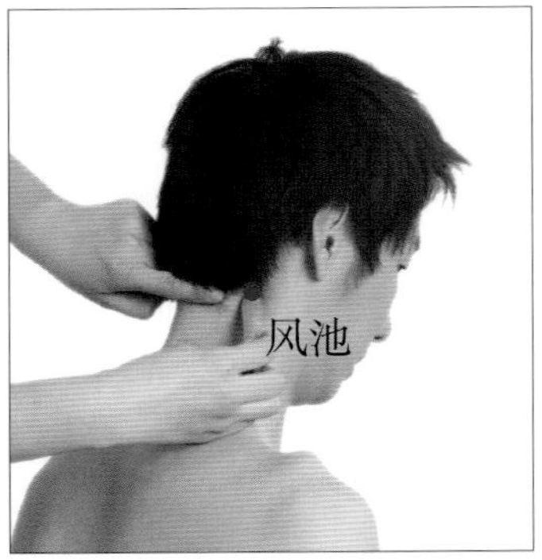

定位：在颈部，枕骨之下，胸锁乳突肌上端与斜方肌上端之间的凹陷中。

快速取穴：在后头骨下两条大筋外缘陷窝中，大致与耳垂齐平处即是。

功效主治：平肝息风，祛风解毒，通利官窍。主治头痛，眩晕，失眠，癫痫，中风，目赤肿痛，视物不明，鼻塞，耳鸣，咽喉肿痛，感冒，颈项强痛，落枕，颈椎病。

特效按摩：①点按本穴 3~5 分钟，以酸胀透热为度，可疏散风寒，缓解风寒感冒。②以拇指指尖向鼻尖方向点揉本穴，可改善颅内供血不足，促进大脑血液循环，改善失眠，缓解头晕、头痛。

●听会——改善耳鸣、耳聋

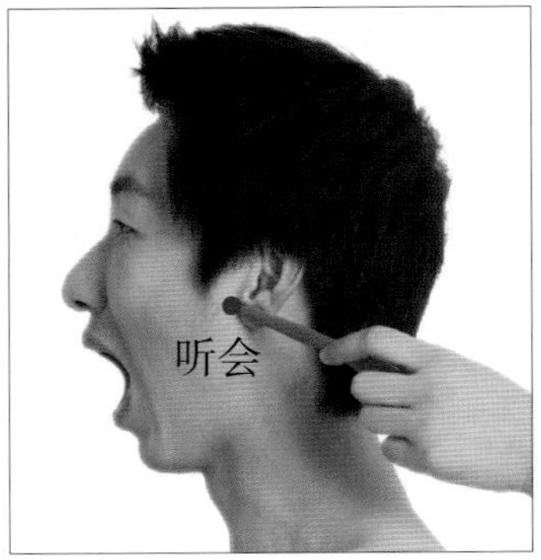

定位：在面部，耳屏间切迹与下颌骨髁突之间的凹陷中。

快速取穴：张口，耳屏间切迹前方的凹陷中，听宫直下处即是。

功效主治：开窍聪耳，通经活络。主治耳鸣，耳聋，耳道流脓，牙痛，口眼歪斜，面痛。

特效按摩：点按本穴，每次 5 分钟，以酸胀为度，每日 2 次，可治疗突发性耳聋。

●环跳——腰痛腿疼先按它

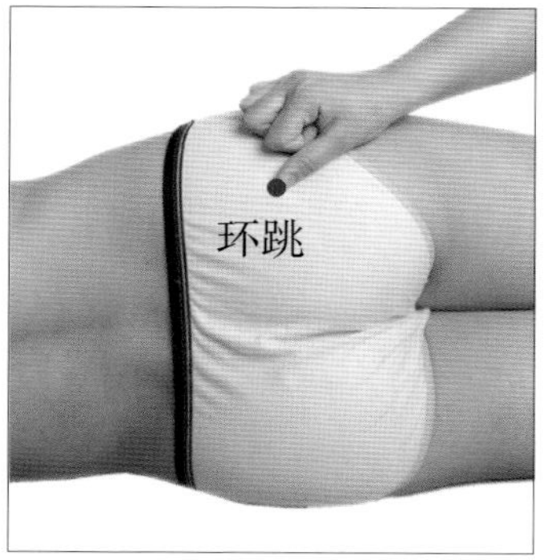

定位： 在臀部，股骨大转子最凸点与骶管裂孔连线的外 1/3 与内 2/3 交点处。

快速取穴： 以拇指指关节横纹按在股骨大转子头上，拇指指向脊柱，当拇指尖所指处即是。

功效主治： 祛风化湿，强健腰膝。主治下肢痿痹，半身不遂，腰腿痛。

特效按摩： 用示指或拇指指腹点按本穴 3~5 分钟，以酸胀为度，可缓解腰腿痛、下肢麻痹等。

●风市——常按常揉远中风

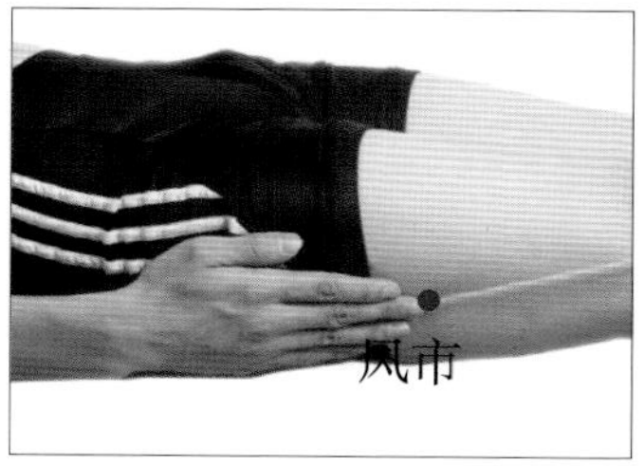

定位： 在股外侧，腘横纹上 9 寸，髂胫束后缘。

快速取穴： 仰卧，双手伸直在大腿外侧部中线上，中指尖处即是。

功效主治： 祛风化湿，通经活络。主治下肢痿痹，遍身瘙痒。

特效按摩： ①按揉本穴 3~5 分钟，至酸胀为佳，可辅助治疗下肢瘫痪、股外侧皮神经炎。②配合风池、曲池、血海可治疗荨麻疹等。③手握空拳敲打本穴，可运行气血，改善下肢循行，减少腿部脂肪，疏散风邪。

●阳陵泉——疏肝利胆的重要穴

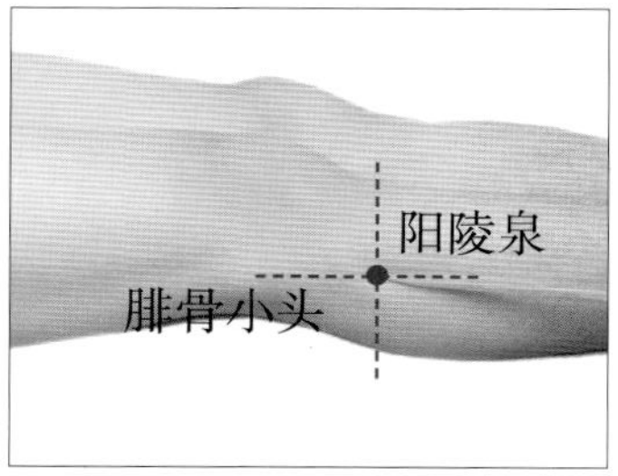

定位： 在小腿外侧，腓骨头前下方凹陷中。

快速取穴： 仰卧，在小腿外侧，先摸到腓骨小头，过腓骨小头前缘做一条竖直切线，再过腓骨小尖的下缘做一水平切线，两条切线的交点处即是。

功效主治： 疏肝利胆，强健腰膝。主治黄疸，呕吐，胁肋疼痛，胆结石，胆囊炎，下肢痿痹，膝髌肿痛，肩痛，小儿惊风，失眠，高血压。

特效按摩： ①小腿肌肉痉挛（抽筋）时点按本穴 3~5 分钟，可有效缓解症状。②以双手拇指指尖点揉本穴，每次 10 分钟，每日 2 次，可以预防高血压，是疏肝利胆的重要穴，肝胆区疼痛、胆结石、胆囊炎患者可常按揉。

●丘墟——舒筋活络疗效佳

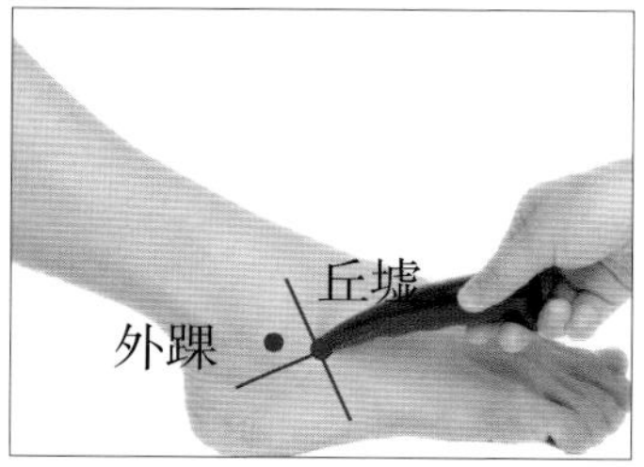

定位： 在踝前外侧，外踝的前下方，趾长伸肌腱的外侧凹陷中。

快速取穴： 足外踝前缘垂线与下缘水平线的交点，按压有凹陷处即是。

功效主治： 健脾利湿，泄热退黄，舒筋活络。主治头晕，胸胁胀痛，下肢痿痹，眼部疲劳。

特效按摩： ①按揉丘墟 10 分钟，以酸胀为度，头晕脑涨时可保持头脑清醒，配合太阳效果更佳。②踝关节损伤患者按揉本穴可止痛。

穴名	主治	特效按摩
瞳子髎	目赤肿痛，目翳，青光眼，口眼歪斜，头痛	①点按本穴 3~5 分钟，以酸胀透热为度，可预防小儿假性近视。②临床上配合按摩本穴可治疗面神经麻痹
上关	耳鸣，耳聋，耳道流脓，偏头痛，口眼歪斜，视力下降，口噤，牙痛，面痛，癫痫	用示指指腹点按本穴 3~5 分钟，每日 1 次，可有效预防视力下降
颔厌	偏头痛，眩晕，癫痫，牙痛，耳鸣，口眼歪斜	点按本穴至有酸胀感，可防治眩晕、偏头痛、耳鸣等
悬颅	偏头痛，目赤肿痛，牙痛，面肿，流涕，鼻出血	用示指指腹点按本穴 3~5 分钟，每日 1 次，可以改善热病之头痛、牙痛
悬厘	偏头痛，目赤肿痛，耳鸣，牙痛，面痛，发热	点按本穴 5~10 分钟，以出现酸胀感为佳，可有效缓解偏头痛
曲鬓	偏头痛，目赤肿痛，急性喉炎，牙关紧闭，眼疲劳	点揉本穴 5~10 分钟，以出现酸胀感为佳，可改善牙痛颊肿之症状
率谷	偏正头痛，眩晕，耳鸣，小儿急慢惊风，食欲不振	点按本穴 5~20 分钟，每日 1 次，可缓解偏头痛
天冲	头痛，耳鸣，耳聋，牙龈肿痛，癫痫	点按天冲、目窗、风池各 5~10 分钟，以局部温热为度，每日 1 次，可缓解牙龈肿痛
浮白	头痛，耳鸣，耳聋，目痛，甲状腺肿大，牙痛，须发早白	平素揉搓本穴 200 次，每日 1~2 次，以酸胀透热为度，可以防止白头发生长
头窍阴	耳鸣，耳聋，头痛，眩晕，颈项强痛，晕车，晕船	点按本穴 5~10 分钟，以酸胀为度，每日 1 次，可改善头痛、神经性耳鸣等
完骨	头痛，颈项强痛，失眠，牙痛，口眼歪斜，贫血	①用示指指腹点按本穴 5~20 分钟，可有效缓解头痛。②临床上常配合按摩本穴治疗面神经麻痹
本神	头痛，眩晕，癫痫，小儿惊风，中风昏迷，失眠，发热	用示指指腹点按本穴 10 分钟，以酸胀透热为佳，可改善神经性头痛、失眠等
阳白	头痛，眩晕，视物模糊，目痛，眼睑下垂，面瘫	①用示指指腹点按本穴 3~5 分钟，以酸胀透热为度，可有效缓解目赤肿痛、视物模糊。②配合颧髎、颊车、地仓、合谷可治疗面神经麻痹
头临泣	头痛，目眩，鼻塞，小儿惊风，癫痫	用示指指腹点按本穴 3~5 分钟，可缓解头痛、鼻塞
目窗	目赤肿痛，青光眼，视物模糊，近视，鼻塞，头痛，眩晕，小儿惊痫	①头痛，眩晕时，点按目窗 5 分钟，以酸胀为度，每日 1 ~ 2 次，可有效缓解症状。②平素坚持点按本穴，可以预防视力减退
正营	头痛，眩晕，项强，牙痛，唇周肌肉强直	头晕、头痛发作时，点按本穴 5 分钟，以酸胀为度
承灵	头痛，眩晕，目痛，鼻塞，发热，面肌痉挛	面肌痉挛时，按揉承灵、阳白、鱼腰、丝竹空、颧髎、地仓各 5 分钟，以酸胀为度，每日 2 次，可缓解痉挛
脑空	感冒，头痛，目眩，颈项强痛，癫痫，惊悸，耳鸣	点按脑空 5 分钟，以酸胀为度，每日 1 次，可缓解感冒、后脑疼痛
渊腋	胸满，胁痛，上肢痹痛，咳嗽	按揉本穴 3~5 分钟，以酸胀为度，每日 1~2 次，可缓解胸胁痛

续表

穴名	主治	特效按摩
辄筋	胸满，胁痛，腋肿，呕吐，吞酸，咳喘，气短	以手指指腹或指间关节向下按压本穴，并作圈状按摩，每日1~2次，可缓解胸胁痛
日月	黄疸，呕吐，呃逆，胃脘痛，胆囊炎，胁肋胀痛，膈肌痉挛	用示指指腹点按本穴3~5分钟，每日2次，可辅助治疗胆囊炎、肋间神经痛
京门	小便不利，泄泻，胃痉挛，呕吐，腰痛，肋间神经痛，耳聋	①肋间神经痛发作时，可点按本穴5分钟，有酸胀感为效佳，可缓解疼痛。②平素坚持点按本穴，有温阳益肾之功效，是为补肾之大穴
五枢	腹痛，腰痛，便秘，带下，月经不调，疝气	①按揉本穴5分钟，以酸胀为度。每日2次，可缓解腰部疼痛。②长期坚持按摩本穴，能调经止带，有效调理妇科疾病
维道	小腹痛，便秘，子宫脱垂，带下，月经不调，食欲不振	按揉本穴3~5分钟，以酸胀为度，每日1~2次，可缓解小腹痛
居髎	腰腿痛，下肢痿痹，疝气，坐骨神经痛	用示指指腹点按本穴5分钟，以酸胀为度，每日1次，可辅助治疗腰腿痛、髋关节疼痛
中渎	下肢痿痹，半身不遂	用示指指腹点按本穴3~5分钟，以酸胀为度，可辅助治疗下肢痿痹、坐骨神经痛、膝关节炎、小腿肌肉痉挛等
膝阳关	半身不遂，膝髌肿痛挛急，小腿麻木，腿脚发冷	按揉本穴3~5分钟，每日3次，可辅助治疗膝关节炎、股外侧皮神经麻痹、坐骨神经痛等
阳交	胸胁胀满，下肢痿痹，癫狂，扁桃体炎，急性痛症	急性痛症时，以示指指尖关节点按阳交至酸胀为度，有止痛之效
外丘	胸胁胀满，颈项强痛，下肢痿痹，踝扭伤，癫狂，狂犬咬伤	踝扭伤时，按揉阳交、解溪、丘墟各5分钟，以酸胀为度，每日2次
光明	目痛，夜盲，目视不明，乳房胀痛，乳汁少，头痛，下肢痿痹	按揉本穴3~5分钟，以酸胀为度，每日1~2次，可治疗视物不清
阳辅	偏头痛，目外眦痛，咽喉肿痛，胸胁胀痛，颈淋巴结结核，下肢痿痹，恶寒发热	按揉阳辅、环跳、风市、阳陵泉各5分钟，以酸胀为度，每日2次，可缓解坐骨神经痛
悬钟	颈项强痛，咽喉肿痛，胸胁胀痛，痔疮，便秘，下肢痿痹，落枕，晕车，晕船，晕机	按揉悬钟同时缓慢活动腰部，可缓解急性腰扭伤
足临泣	偏头痛，目赤肿痛，目眩，乳腺炎，月经不调	①按揉本穴10分钟，以酸胀为度。每日2次，可缓解目赤肿痛。②按揉足临泣、三阴交各5分钟，以酸胀为度，每日2次，可辅助治疗月经不调
地五会	头痛，目赤，耳鸣，胸胁胀痛，踝扭伤，足背肿痛	点按地五会5~10分钟，以酸胀为度，每日1次，可有效缓解踝扭伤
侠溪	头痛，眩晕，目赤肿痛，耳鸣，耳聋，胸胁疼痛，高血压	①头痛、目眩时按揉本穴5分钟，以酸胀为度，每日1次。②长期坚持点按本穴也可有效防治高血压
足窍阴	目赤肿痛，头痛，耳鸣，咽喉肿痛，失眠，足背肿痛	神经性头痛时点按足窍阴、内关各5分钟，以酸胀为度，每日1次，可有效缓解疼痛

足厥阴肝经

本经主治：①偏头痛、咽喉肿痛、面颊肿、眼睑瞤动等头面五官病症。②月经不调、崩漏、带下等妇科病症。③郁闷、急躁易怒、中风、癫痫等神志病症。④少腹、前阴疼痛等经脉循行部位的病症。

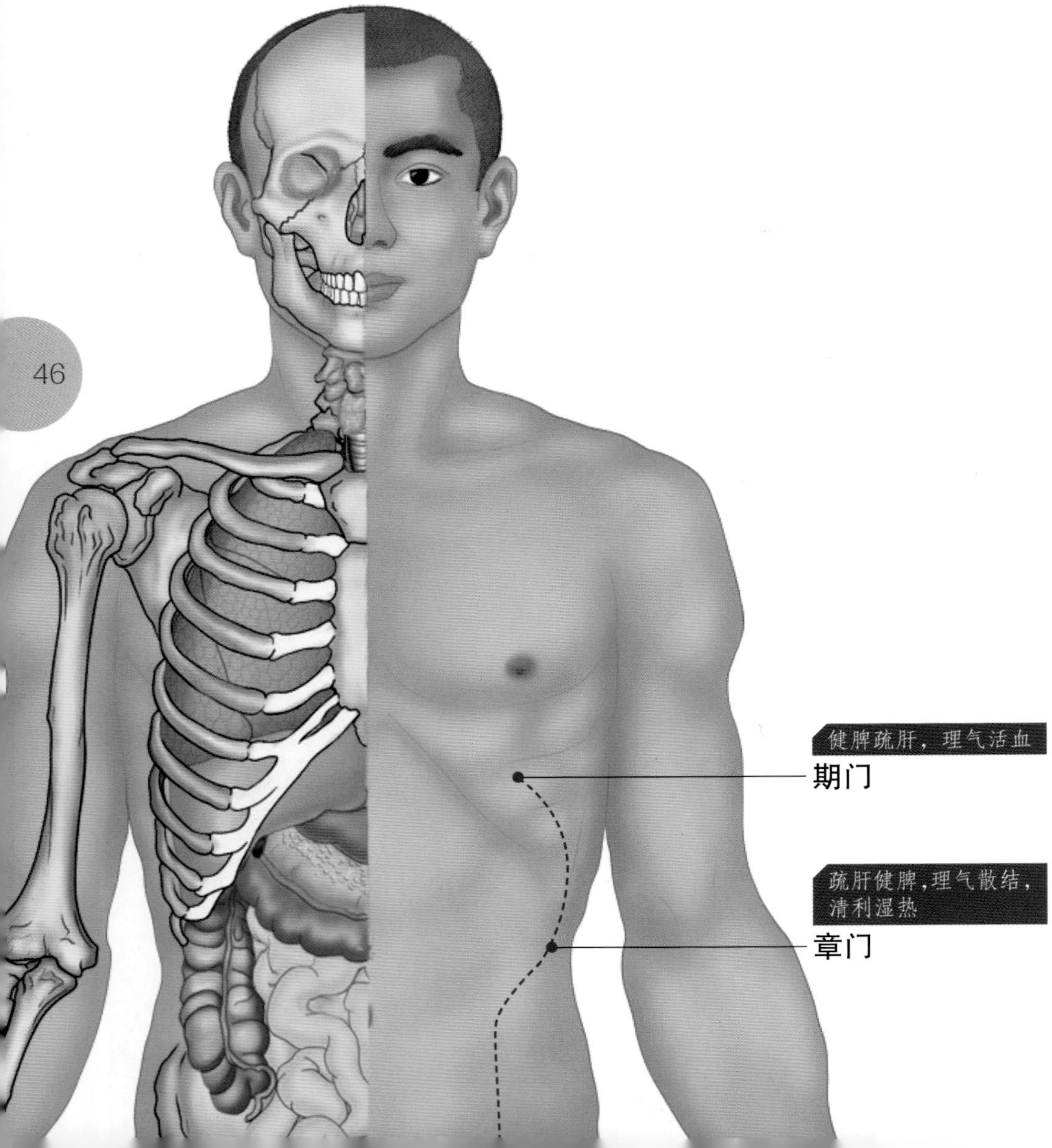

太冲——清肝降火降血压

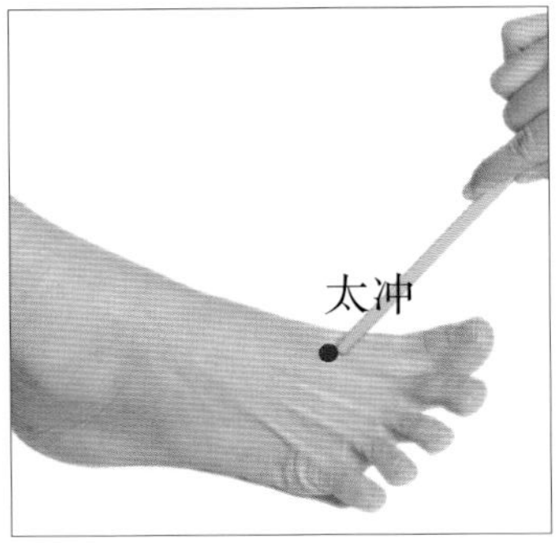

定位：在足背，第1、2跖骨间，跖骨底结合部前方凹陷中，或触及动脉搏动。

快速取穴：从第1、2跖骨间向后推移至底部的凹陷中即是。

功效主治：平肝泄热，疏肝养血，清利下焦。主治头痛，眩晕，目赤肿痛，口眼歪斜，咽喉干痛，耳鸣，耳聋，月经不调，遗尿，下肢痿痹，高血压。

特效按摩：①长期按揉本穴5分钟，以酸胀为度，每日2次，可防治高血压。②月经不调可点按太冲、三阴交、血海各5分钟，以酸胀为度，每日1次。③性格急躁或抑郁的人，每天坚持按摩本穴可疏肝理气。

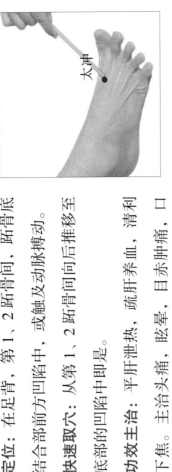

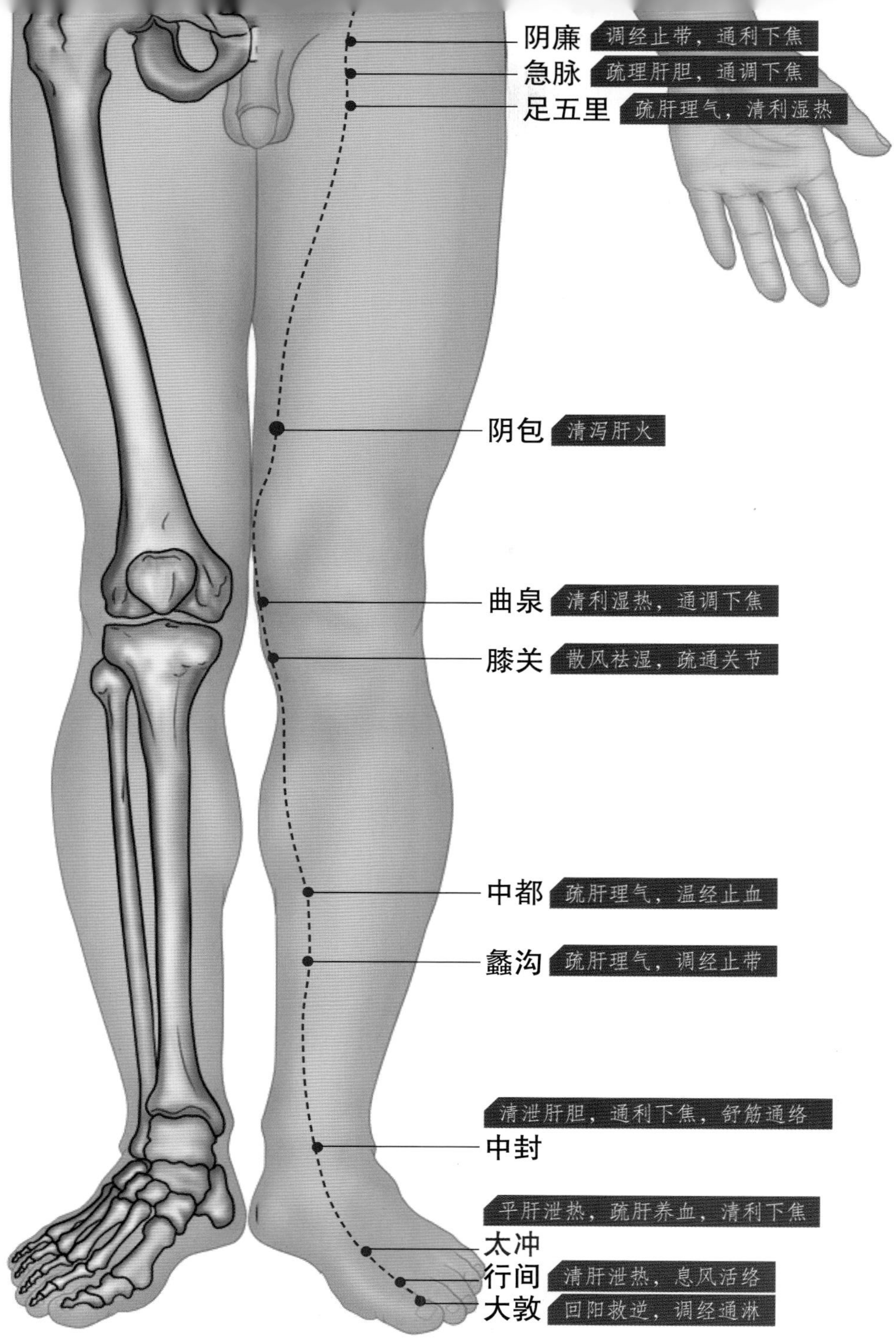

穴名	主治	特效按摩
大敦	遗尿，癃闭，经闭，崩漏，月经不调，嗜睡，胃脘疼痛，小儿惊风	①按揉本穴至酸胀可有效治疗嗜睡。②按揉大敦，同时配合太冲、中脘按摩 3~5 分钟，可缓解胃脘疼痛
行间	头痛，目赤肿痛，消化不良，痛经，月经不调，带下，小便不利	①按揉行间、三阴交各 2~3 分钟，以酸胀为度，每日 1 次，可缓解痛经。②按揉行间、中脘各 3 分钟，以酸胀为度，每日 2 次，有助于消化
中封	腹痛，小便不利，遗精，黄疸，足踝肿痛	用示指指腹点按本穴 3~5 分钟，以酸胀为度，可辅助治疗遗精、黄疸
蠡沟	睾丸肿痛，小便不利，月经不调，带下，小腿肌肉痉挛，足胫疼痛	小腿肌肉痉挛时，按揉蠡沟、承山各 5 分钟，以酸胀为度，直至症状缓解
中都	遗精，崩漏，恶露不净，腰痛，泄泻，下肢痿痹，痛经	平素坚持按揉本穴可防治遗精、崩漏等
膝关	膝股疼痛，下肢痿痹	按揉膝关、足三里、鹤顶各 5 分钟，以酸胀为度，可缓解类风湿关节炎
曲泉	眩晕，小便不利，月经不调，痛经，带下，遗精，阳痿	用示指指腹点按本穴 3~5 分钟，每日 2 次，可辅助治疗痛经、眩晕等
阴包	月经不调，遗尿，小便不利，腰骶痛引小腹，阳痿	用示指指腹点按本穴 3~5 分钟，每日 2 次，对泌尿生殖系统疾病有很好的治疗效果
足五里	小便不利，腹胀，遗尿，带下，睾丸肿痛，膀胱炎	按揉足五里、肾俞、命门各 5 分钟，以酸胀为度，每日 2 次，可治疗遗尿
阴廉	月经不调，带下，小腹胀痛，腰痛，阳痿	按揉阴廉、中极、血海、三阴交各 3 分钟，以酸胀为度，可调理月经不调
急脉	少腹痛，阴茎痛，外阴肿痛，痛经，腰腿发冷	急性腹痛发作时，可点按本穴 3~5 分钟，以酸胀为佳，可有效缓解疼痛
章门	腹胀，泄泻，腹部肿块，黄疸，失眠	按揉章门、中脘、足三里各 3 分钟，以酸胀为度，每日 2 次，可缓解腹胀
期门	胸胁胀痛，腹胀，呃逆，乳腺炎，湿疹，贫血，抑郁	①用示指指腹点按本穴 5 分钟，每日 1 次，能辅助治疗胃肠神经官能症。②抑郁症者沿肋骨走向用掌根推擦胁肋部，重点按揉期门、大包、阳陵泉，对抑郁症有辅助治疗作用

任脉

本经主治：①尿道阻塞、遗尿、疝气、月经不调、痛经、带下、不孕、子宫肌瘤、卵巢囊肿等泌尿生殖系统病症。②胃脘痛、呕吐、呃逆、腹胀、厌食、反酸等脾胃病症。③胸痛、咳嗽、哮喘、心慌、气短等心肺病症。④癫、狂、痫等神志病症。⑤前列腺增生、阳痿、遗精、不育等男性病症。

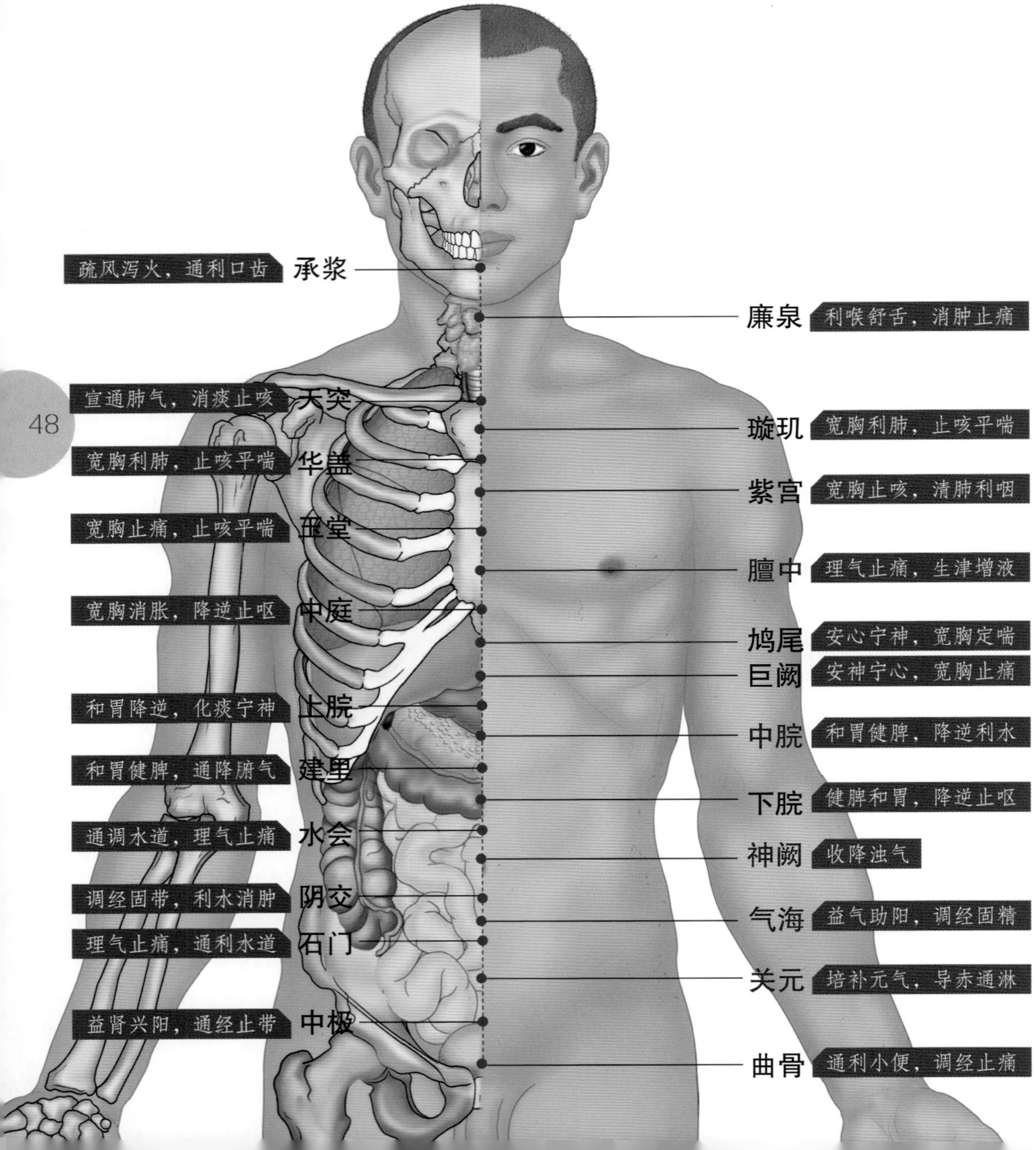

●关元——下半身虚弱无力就找它

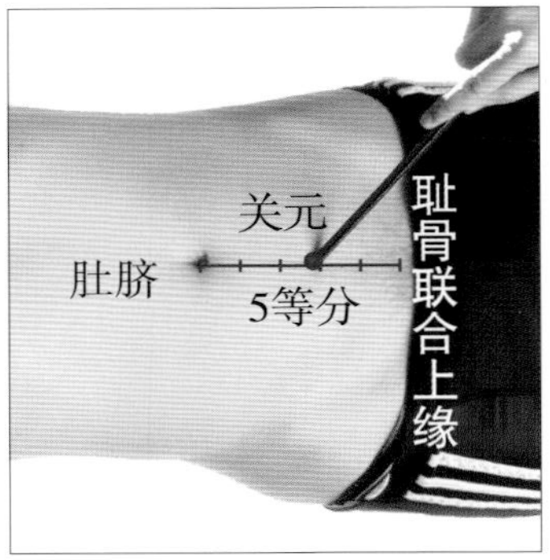

定位：在下腹部，脐中下 3 寸，前正中线上。

快速取穴：仰卧，将耻骨联合上缘的中点和肚脐连线 5 等分，由下向上 2/5 处，按压有酸胀感。

功效主治：培补元气，导赤通淋。主治虚劳羸瘦，眩晕，阳痿，遗精，月经不调，带下，不孕，遗尿，小便频数，癃闭，疝气，腹痛，泄泻，更年期综合征，小儿脱肛。

特效按摩：①拇指指腹深压本穴 3~5 分钟，以酸胀为度，长期坚持可改善泌尿生殖系统疾病、下半身虚弱无力。②用温热的掌心轻摩关元可保健强身长寿。

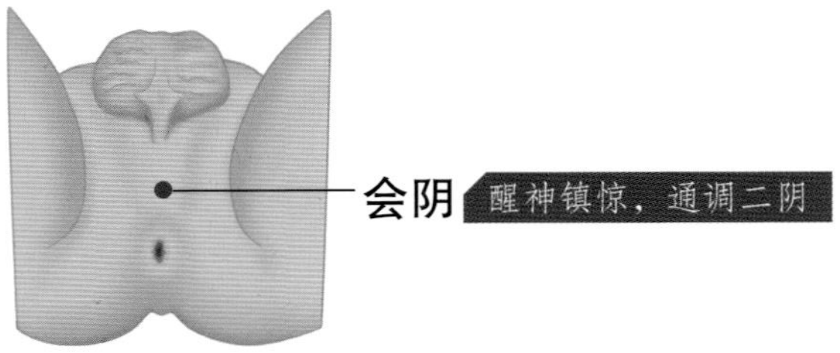

●气海——补虚要穴

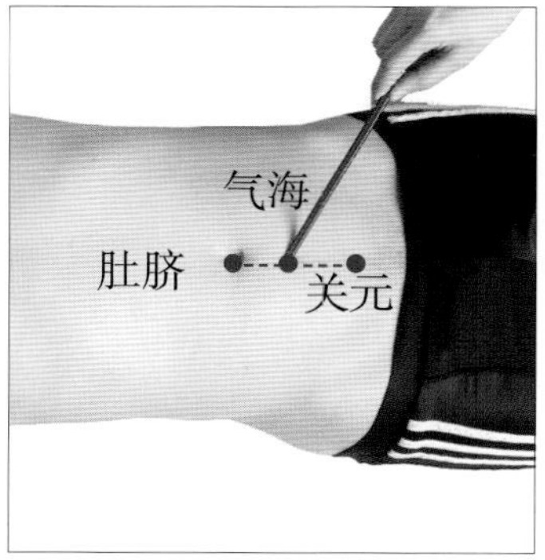

定位：在下腹部，脐中下 1.5 寸，前正中线上。

快速取穴：仰卧，先取关元，在关元与肚脐连线的中点处，按压有酸胀感。

功效主治：益气助阳，调经固精。主治腹痛，泄泻，便秘，遗尿，阳痿，遗精，闭经，痛经，崩漏，带下，子宫脱垂，阴道脱垂，疝气，中风脱证，虚劳羸瘦。

特效按摩：手掌摩气海 5 分钟，以酸胀透热为度，每日 2 次，对气虚病症，如虚脱、形体羸瘦、乏力等有保健作用。亦可缓解腹部胀满、消化不良、便秘。

●神阙——肚子毛病少不了

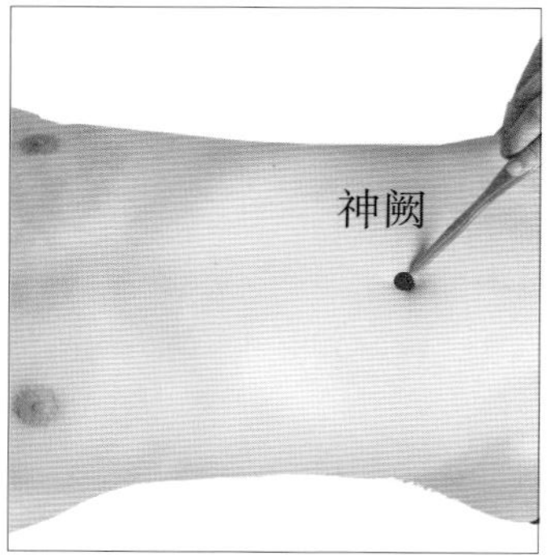

定位：在上腹部，脐中央。

快速取穴：肚脐所在处即是。

功效主治：收降浊气。主治腹痛，久泻，脱肛，痢疾，水肿，虚脱，小儿惊风，小儿高热，小儿夜间哭闹，术后腹胀。

特效按摩：①手掌按揉本穴 5 分钟，以酸胀温热为度，每日 2 次，可促进胃肠蠕动，有助于消化吸收，治疗脾胃相关疾病。②四指并拢，双手重叠，以适当力度在脐中进行顺时针按揉，每次约 10 分钟，切误深入脐中，可有效防病养生，提高抵抗力。

●中脘——胃部病症第一穴

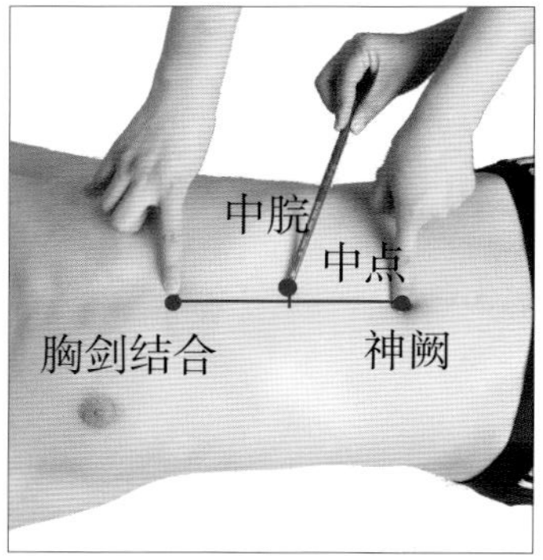

定位：在上腹部，脐中上 4 寸，前正中线上。

快速取穴：剑胸结合与脐中连线的中点处即是。

功效主治：和胃健脾，降逆利水。主治胃痛，呕吐，吞酸，腹胀，食物不易消化，泄泻，黄疸，咳喘痰多，癫痫，失眠，妊娠反应，高脂血症，荨麻疹。

特效按摩：①掌揉中脘 5 分钟，以酸胀透热为度，每日 1 次，可缓解失眠、心烦、癫痫、荨麻疹等。②示指、中指、无名指指腹按揉本穴 3~5 分钟，可改善消化不良、胃痛、胃胀等消化系统病症。

●膻中——气不顺找它帮

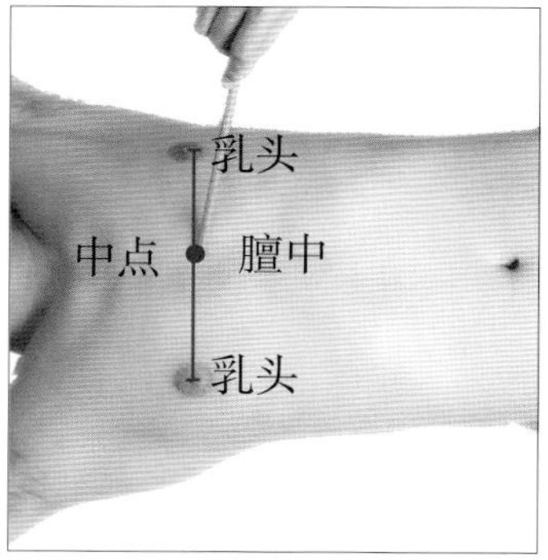

定位：在前胸部，横平第 4 肋间隙，前正中线上。

快速取穴：两乳头连线的中点对应处即是。

功效主治：理气止痛，生津增液。主治胸闷，气短，胸痛，心悸，咳嗽，哮喘，乳汁少，乳腺炎，呃逆，呕吐，晕车，晕船，低血压。

特效按摩：拇指按揉或掌推本穴 5 分钟，以酸胀或症状缓解为度，每日 2 次，可明显缓解胸闷、气短、咳喘、胸痛、心悸、呕吐等。

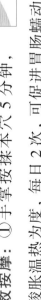

穴名	主治	特效按摩
会阴	小便不利，遗精，阳痿，月经不调，阴痛	用拇指按揉本穴，每次 3~5 分钟，长期坚持可调理妇科疾病
曲骨	月经不调，带下，产后子宫收缩不全，小便不利，遗精，阳痿	用拇指深按本穴 1~3 分钟，每日 2 次，可改善膀胱炎、产后子宫收缩不全等
中极	遗尿，尿频，尿失禁，月经不调，阳痿，泌尿系统结石	用拇指按揉或以滚法作用于本穴，以酸胀为度，每日 2 次，可治疗尿失禁
石门	小便不利，遗精，阳痿，带下，崩漏，腹胀，腹泻，水肿	用拇指深压按揉本穴，每日 3~5 分钟，以酸胀为度，可缓解腹胀、腹泻、肠炎等
阴交	腹胀，水肿，泄泻，月经不调，子宫内膜炎，带下，睾丸神经痛，疝气	用手掌按揉本穴 5 分钟，以酸胀温热为度，每日 2 次，可调理月经不调、子宫内膜炎、阴部湿痒、睾丸神经痛等
水分	腹痛，泄泻，翻胃吐食，水肿，腹胀，小便不利，尿频，夜尿症	掌揉水分 5 分钟，以局部透热为度，每日 2 次，可改善水肿
下脘	腹痛，腹胀，胃痛，胃下垂，食谷不化，呕吐，泄泻，虚肿，消瘦	用手掌按揉下脘 5 分钟，以酸胀为度，每日 2 次，对胃炎、胃溃疡、肠炎有一定的保健作用
建里	胃痛，腹胀，肠鸣，呕吐，食欲不振，水肿	用拇指按揉建里 5 分钟，以酸胀透热为度，每日 2 次，可有效改善胃部冷痛
上脘	胃痛，呕吐，腹胀，吞酸，食物不易消化，吐血，黄疸，癫痫	用手掌按揉上脘 5 分钟，以酸胀为度，每日 2 次，对膈肌痉挛有一定的治疗效果
巨阙	胃痛，呕吐，胸痛，心悸，健忘，癫痫，哮喘，膈肌痉挛	用拇指点按巨阙 5 分钟，以酸胀，轻微疼痛为度，每日 1 次，可改善惊悸、健忘、癫痫等
鸠尾	胸闷，胃炎，支气管炎，心悸，呕吐，腹胀，癫狂，小儿夜间哭闹	经常以拇指按揉本穴 5 分钟，以酸胀为度，每日 2 次，可缓解支气管炎、胃炎、胃神经痛、呕吐等
中庭	胸胁胀满，食管炎，贲门痉挛，心痛，呕吐，小儿吐乳	用拇指点按 5 分钟，以酸胀为度，对食管炎、贲门痉挛有一定治疗作用
玉堂	胸痛，胸闷，咳嗽，哮喘，呕吐	点按本穴 3~5 分钟，以酸胀为度，每日 2 次，可减轻胸部憋闷感
紫宫	咳喘，胸痛，胸闷	用拇指点按紫宫至酸胀，每日 2 次，可达到宽胸理气的作用
华盖	咳嗽，哮喘，胸痛，咽喉肿痛	用拇指或示指点揉本穴 3~5 分钟，配合吞咽动作，每日 1 次，对咽喉干涩有一定的疗效
璇玑	咳嗽，哮喘，胸痛，咽喉肿痛，胃中积滞	经常用拇指按揉本穴 3~5 分钟，以酸胀为度，每日 2 次，可改善咳嗽气喘、支气管炎等
天突	咳嗽，呃逆，咽喉肿痛，急性喉炎，慢性咽炎	用拇指按揉本穴 10 次，配合憋气半分钟，对改善呃逆有一定的效果，若无效再按压 1 遍
廉泉	声音嘶哑，舌强不语，吞咽困难，口舌生疮，味觉变淡	①用拇指点按或指掐本穴 3~5 分钟，以酸胀为度，每日 2 次，对缓解声音嘶哑有一定的作用。②配合按摩金津、玉液、天突、少商，可辅助治疗中风失语
承浆	口眼歪斜，牙龈肿痛，口舌生疮，三叉神经痛	拇指点按承浆、通里、合谷各 5 分钟，以酸胀至轻微疼痛为度，每日 1~2 次，对牙痛、流涎、口舌生疮等口腔疾病有较好的调理作用

督脉

本经主治：①头痛、头晕、健忘、耳鸣、目眩、失眠、颈部强直疼痛等头面五官疾患。②颈椎病、急性腰扭伤、强直性脊柱炎等脊柱病变。③癫、狂、痫等神志病症。

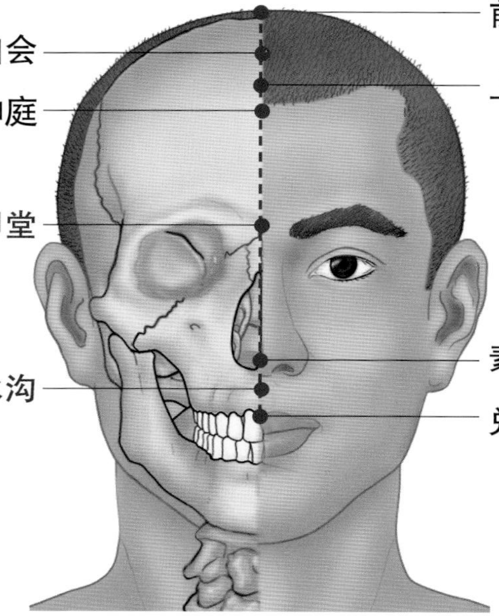

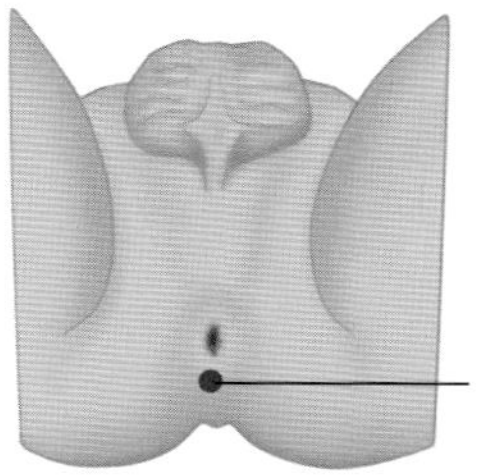

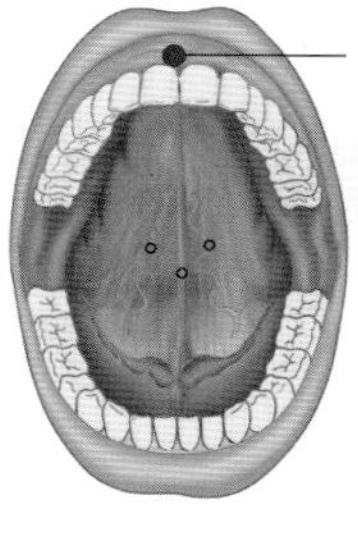

●水沟——昏迷急救，止腰中痛

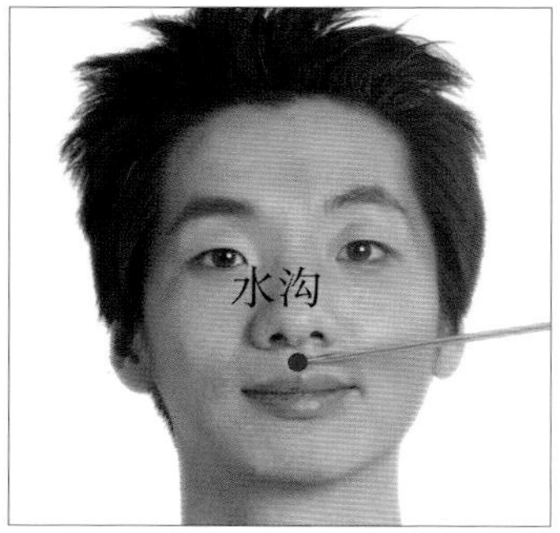

定位：在面部，人中沟的上1/3与中1/3交点处。

快速取穴：面部人中沟上1/3处，用力按压有酸胀感处即是。

功效主治：醒神开窍，清热息风。主治昏迷，晕厥，中风，癫狂，抽搐，口眼歪斜，牙痛，鼻塞，鼻出血，牙关紧闭，糖尿病，黄疸，遍身水肿，小儿惊风。

特效按摩：①昏迷急救时，以拇指掐按本穴，直至苏醒为止，无效者立即就医。②急性腰扭伤时按揉本穴，并同时缓慢活动腰部，直至腰部疼痛消失、活动度正常为止。

●印堂——安神入眠

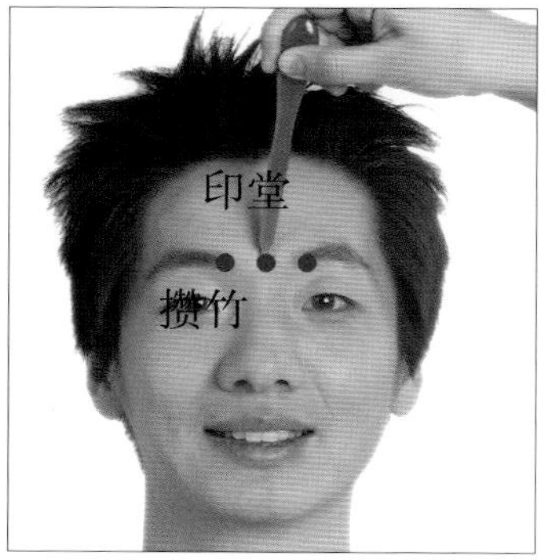

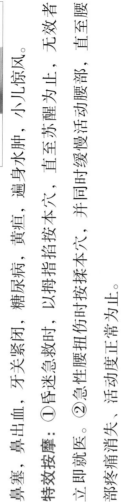

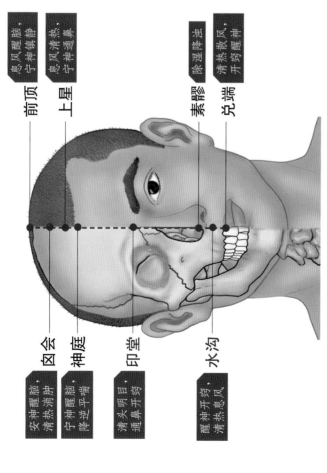

定位：在头部，两眉毛内侧端中间的凹陷中。

快速取穴：左右攒竹连线的中点处即是。

功效主治：清头明目，通鼻开窍。主治头痛，眩晕，失眠，小儿惊风，鼻塞，目痛。

特效按摩：拇指指腹缓慢平稳地按揉本穴3~5分钟，可缓解紧张情绪，改善睡眠。对于慢性鼻炎引起的鼻塞、头痛、嗅觉减退也有一定治疗效果。

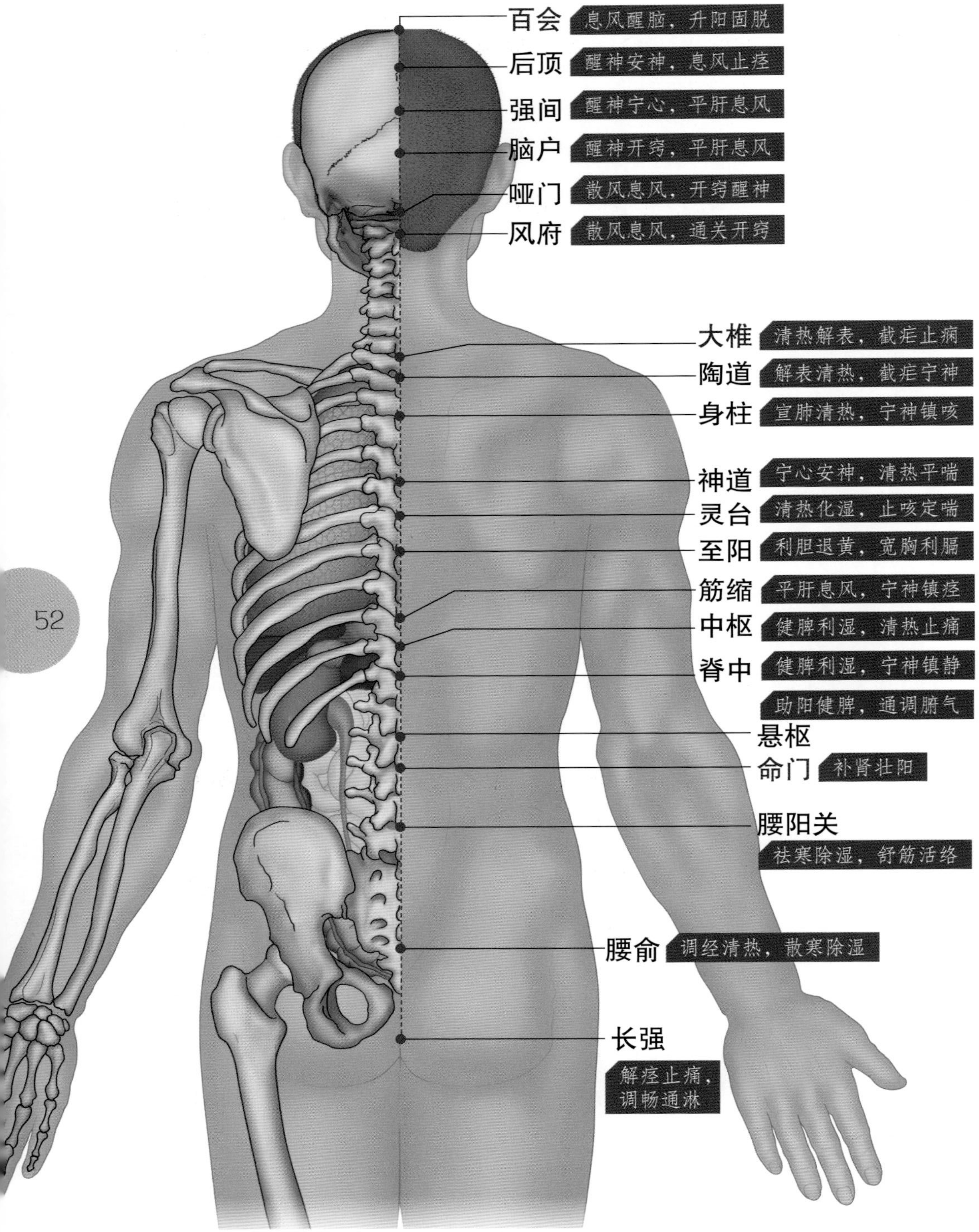

●大椎——消除气喘，缓解颈痛

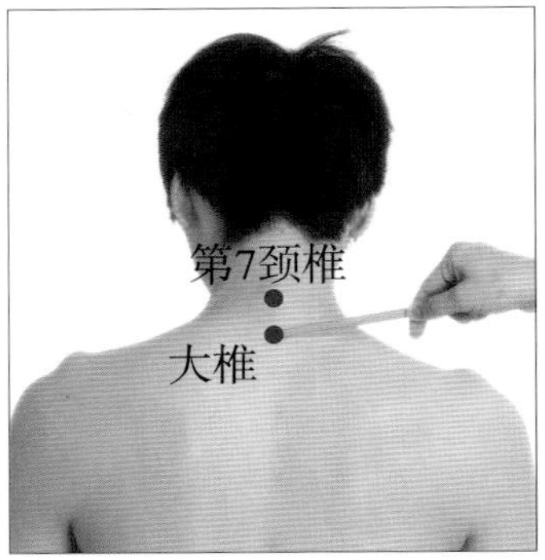

定位: 在颈后部，第7颈椎棘突下凹陷中，后正中线上。

快速取穴: 颈背交界处椎体的最高点（第7颈椎），其下缘凹陷处即是。

功效主治: 清热解表，截疟止痫。主治发热，疟疾，盗汗，咳嗽气喘，癫痫，小儿惊风，感冒，咽喉疼痛，畏寒，风疹，头项强痛，颈椎病，落枕，中暑，发热。

特效按摩: ①指掐本穴至轻微疼痛1~3分钟，可预防风邪，缓解咽喉疼痛、感冒。②以拇指斜向上按压30秒后放开，重复几次，可消除气喘，缓解颈痛。

●百会——迅速提升阳气

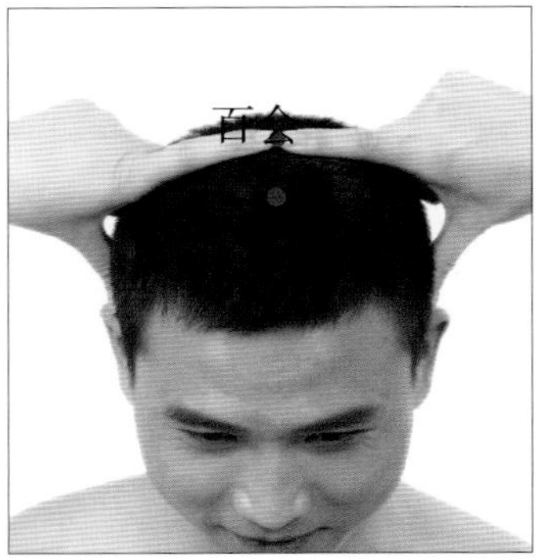

定位: 在头部，前发际正中直上5寸。

快速取穴: 取两耳尖连线与头正中线相交处，按压有凹陷处即是。

功效主治: 息风醒脑，升阳固脱。主治头痛，眩晕，中风失语，癫狂，癫痫，失眠，健忘，脱肛，子宫脱垂，阴道脱垂，久泻，高血压，脏器下垂。

特效按摩: 本穴为诸阳之会，拇指按揉本穴5~10分钟，以酸胀为度，可改善脑供血不足，提高学习效率等。改善头痛、头晕。

●腰阳关——温养腰部阳气

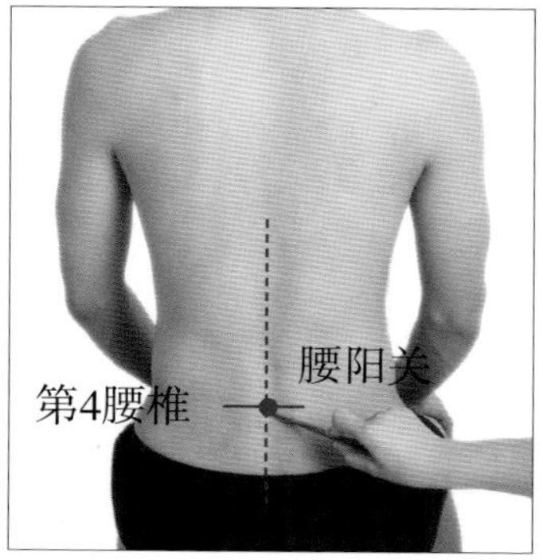

定位： 在腰部，第 4 腰椎棘突下凹陷中，后正中线上。

快速取穴： 在腰部，两髂嵴连线与后正中线相交处即是。

功效主治： 祛寒除湿，舒筋活络。主治腰骶疼痛，月经不调，带下，遗精，阳痿。

特效按摩： 拇指按揉或掌擦本穴 3~5 分钟，以酸胀透热为度，每日 2 次，可温养腰部阳气，补肾强腰，对慢性腰痛有一定的保健作用。

●命门——补肾壮阳的要穴

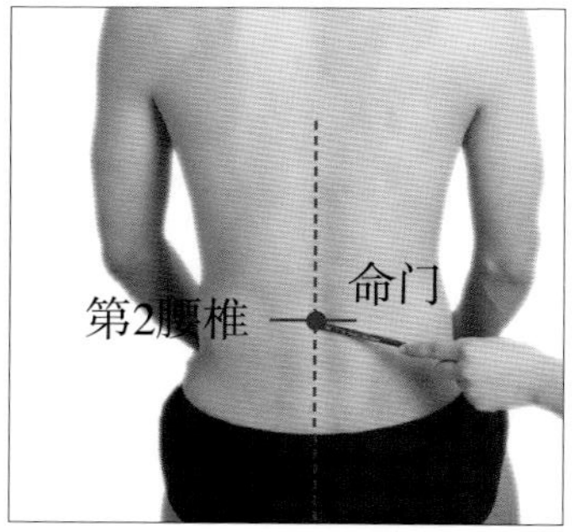

定位： 在腰部，第 2 腰椎棘突下凹陷中，后正中线上。

快速取穴： 在腰部，后正中线上与脐相对处即是。

功效主治： 补肾壮阳。主治腰痛，遗精，阳痿，早泄，月经不调，赤白带下，遗尿，尿频，泄泻，小儿脱肛。

特效按摩： ①拇指按揉或掌擦本穴 3~5 分钟，以酸胀透热为度，每日 2 次，可改善慢性腰痛。②用掌根反复搓揉本穴，以感觉发热为度，然后捂住本穴 5 分钟，可强肾固本，益肾壮阳，强腰膝固肾气，延缓衰老。

穴名	主治	特效按摩
长强	痔疮，脱肛，泄泻，便秘，腰痛，阳痿，发育不良	用拇指点按本穴，以酸胀为度，每日 1 次，可促进小儿生长发育
腰俞	腰脊强痛，月经不调，痔疮，便秘	用拇指点按本穴 5 分钟，以酸胀为度，每日 1 次，可缓解腰骶部疼痛
悬枢	胃下垂，腹痛，泄泻，肠鸣，腰脊强痛	掌揉本穴 3~5 分钟，以酸胀为度，每日 2 次，对胃下垂、肠炎有调理作用
脊中	泄泻，脱肛，痔疮，黄疸，小儿疳积，腰脊强痛	用拇指按揉脊中 3~5 分钟，以酸胀为度，每日 2 次，可调理胃肠功能
中枢	胃病，呕吐，黄疸，腰背疼痛，胃肠炎	用拇指按揉本穴 3~5 分钟，以酸胀为度，每日 2 次，可缓解胃部疼痛
筋缩	脊强，癫痫，抽搐，胃痛	用拇指点按或掌根按揉本穴 3~5 分钟，以酸胀为度，每日 2 次，可改善胃部功能，调理胃痛、胃痉挛、胃炎等
至阳	心慌，黄疸，胸胁胀痛，咳嗽气喘，胃痛，胆区疼痛	用拇指点按或指掐本穴 3~5 分钟，以酸胀微疼为度，可改善心慌症状

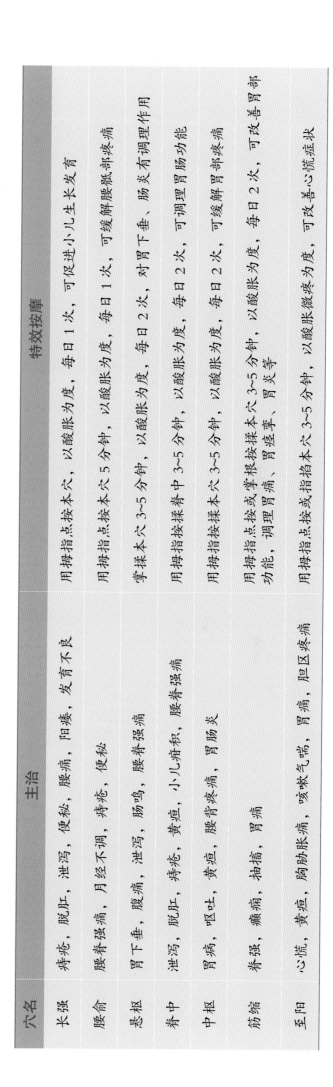

穴名	主治	特效按摩
灵台	疔疮，咳嗽，气喘，胃痛，脊背强痛，发热，胆区疼痛	按揉灵台、肺俞、鱼际各 5 分钟，以酸胀为度，每日 2 次，可治疗咳嗽气喘
神道	健忘，小儿惊风，咳喘，脊背强痛，神经衰弱	用拇指按揉神道 5 分钟，以酸胀为度，每日 2 次，长期坚持可改善神经衰弱等
身柱	咳嗽气喘，身热，癫痫，消化不良，神经衰弱，癔症	用拇指按揉本穴 3~5 分钟，以酸胀为度，每日 2 次，长期坚持可改善神经衰弱、癔症等
陶道	发热，潮热，疟疾，头痛，脊强，颈部不适，癫痫	用拇指点按本穴，或拍法作用于此区域，以酸胀或微微发红为度，可缓解颈部不适
哑门	急性喉炎，舌强不语，癫痫，头痛，项强，中风，腰痛	①拇指点按本穴 3~5 分钟，以酸胀为度，可治疗头痛、颈肌痉挛等。②以拇指向下直按 30 秒后放开，重复按几次，用于突然失音和后头痛
风府	头痛，眩晕，项强，中风不语，半身不遂，癫狂，目痛，鼻出血，咽喉肿痛，过敏性鼻炎	用拇指按揉本穴 5~10 分钟，以酸胀为度，可改善风寒感冒初期症状
脑户	头痛，后头部神经痛，项强，眩晕，癫痫	用拇指或掌根按揉本穴 5~10 分钟，以酸胀为度，每日 2 次，可减轻眩晕
强间	头痛，目眩，项强，癫痫，失眠，高血压，低血压	用拇指点按本穴 3~5 分钟，以酸胀为度，每日 1~2 次，可调理心烦、失眠
后顶	头痛，项强，眩晕，癫痫	用拇指点按本穴 5 分钟，以酸胀为度，每日 1~2 次，可改善颈项肌肉痉挛
前顶	头痛，项强，中风偏瘫，癫痫，目赤肿痛，鼻窦炎，小儿惊风，高血压	用拇指按揉本穴 5~10 分钟，以酸胀为度，可治疗小儿惊风、高血压、中风偏瘫等
囟会	头痛，眩晕，鼻窦炎，鼻出血，癫痫，面赤	用拇指或示指按揉本穴 5~10 分钟，以酸胀为度，每日 1~2 次，有一定的镇静作用
上星	鼻窦炎，鼻出血，头痛，眩晕，癫狂，发热，疟疾	用拇指按揉本穴 5 分钟，以酸胀为度，可改善五官病症，如目赤肿痛、鼻窦炎、鼻出血、额窦炎等
神庭	头痛，眩晕，失眠，癫痫，鼻渊，面神经麻痹	用拇指按揉本穴 5 分钟，以酸胀为度，可缓解头晕、目眩、鼻渊、鼻炎、流泪、目赤肿痛、夜盲等
素髎	鼻塞，鼻出血，目痛，惊厥，昏迷，窒息	惊厥、昏迷时，用拇指以稍大力量掐按本穴有急救作用
兑端	口眼歪斜，牙痛，鼻塞，鼻出血，癫疾，昏厥	用拇指掐按本穴至酸胀，每日 2 次，可缓解牙痛、鼻塞
龈交	牙龈肿痛，鼻出血，癫狂，腰痛，下肢水肿 ，痔疮	用舌头向本穴顶，刺激本穴，有助于促进身体水分循环，预防下肢水肿

鼻出血

（1）按揉上星 5 分钟，以酸胀为度。
（2）按揉阴郄，至出血停止。
（3）按揉昆仑 5 分钟，以不出血为度。
（4）用示指和中指按揉迎香 50 次。

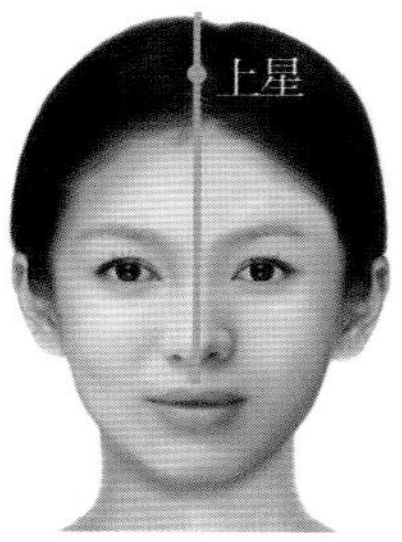

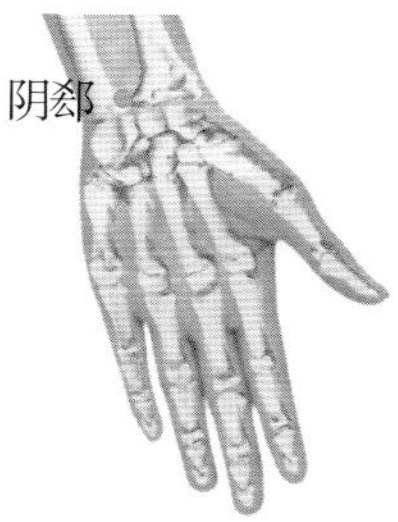

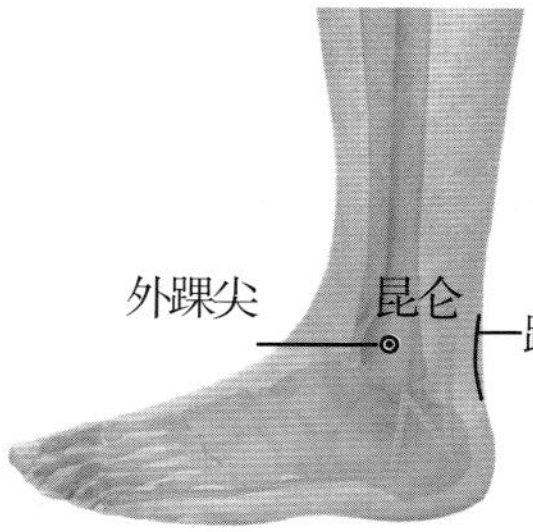

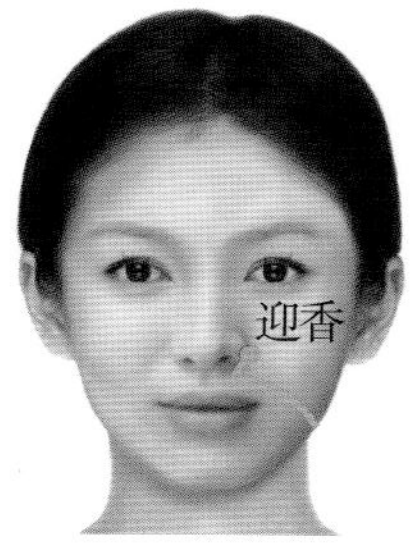

鼻炎

（1）点按风池，以酸胀为度，每日 2 次。
（2）点按悬厘，以酸胀为度，每日 2 次。
（3）点按迎香，以酸胀为度，每日 2 次。
（4）用拇指按揉合谷，每次 5 分钟，每日 2 次。

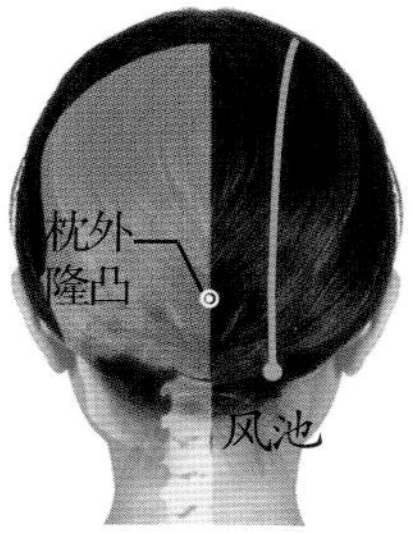

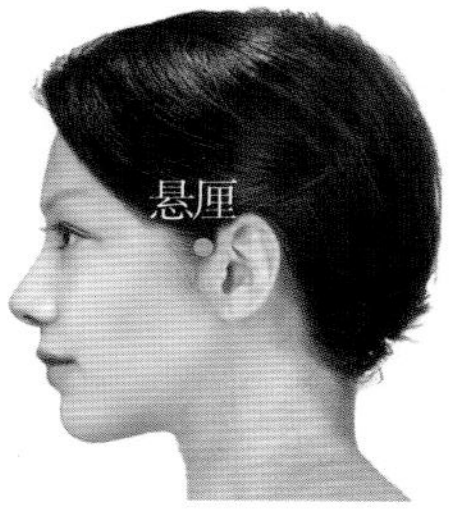

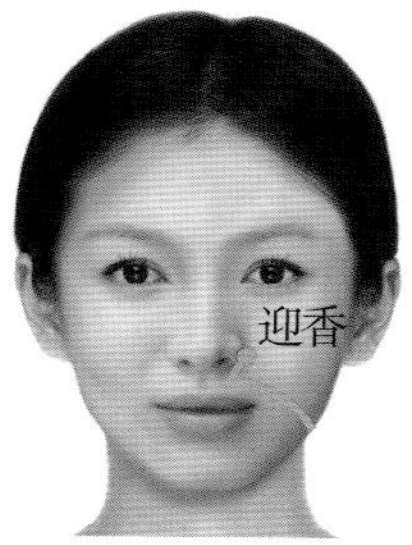

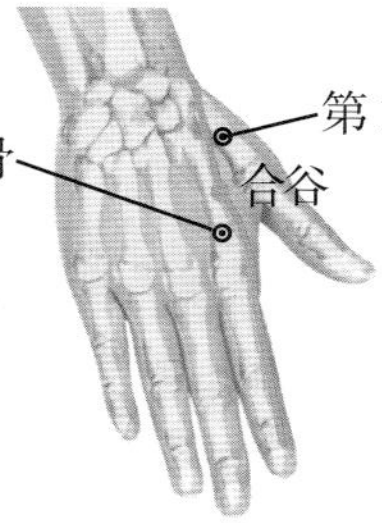

近 视

（1）用拇指点按络却 5 分钟，以酸胀为度，每日 2 次。
（2）用拇指点按睛明 5 分钟，以酸胀为度，每日 2 次。
（3）用拇指点按攒竹 5 分钟，以酸胀为度，每日 2 次。
（4）用示指，中指点按太阳 5 分钟，以酸胀为度，每日 2 次。

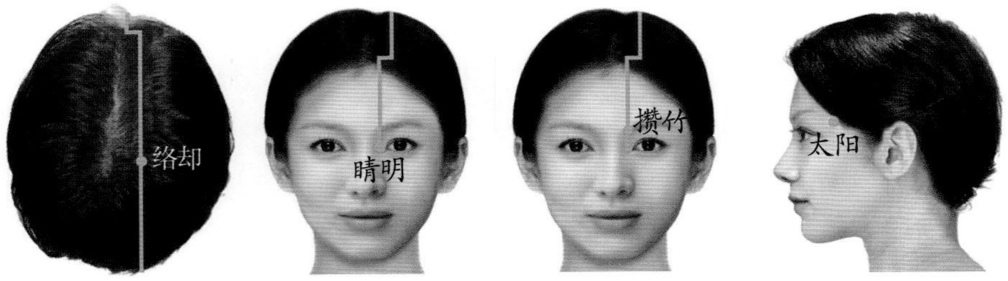

耳鸣、耳聋

（1）用拇指按压翳风 3~5 分钟，以酸胀为度。
（2）用示指按压听宫，往耳屏方向用力。
（3）用拇指指甲掐于中渚，轻轻拨动 5 分钟，以胀痛为宜。
（4）用拇指揉双侧太溪 5 分钟，以酸胀为度，每日 2 次。

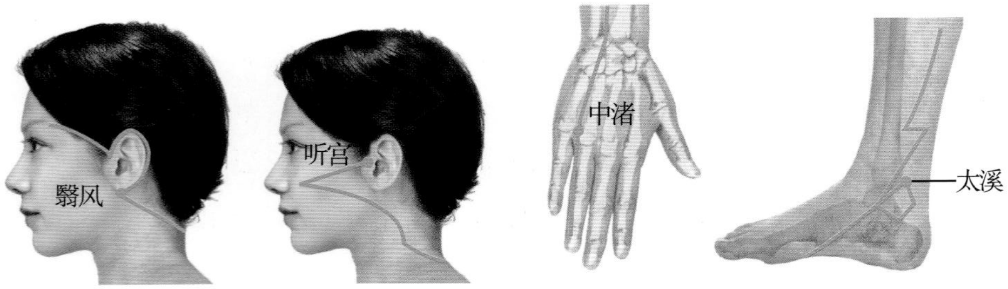

结膜炎

（1）用拇指掐按阴都 3~5 分钟，以轻微疼痛为度。
（2）闭眼，用拇指、示指掐揉耳尖，以轻微疼痛为度。
（3）闭眼，用拇指按揉太阳，以酸胀为度。
（4）用拇指按揉攒竹 3~5 分钟，以酸胀为度。

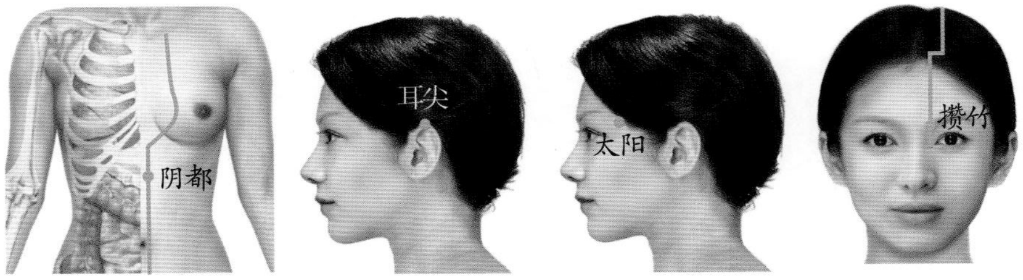

中耳炎

（1）用拇指按压完骨 3~5 分钟，以酸胀为度。
（2）用示指按压听宫，往耳屏方向用力。
（3）用拇指指甲掐于中渚，轻轻拨动 5 分钟，以胀痛为宜。
（4）用拇指按压颅息 3~5 分钟，以酸胀为度。

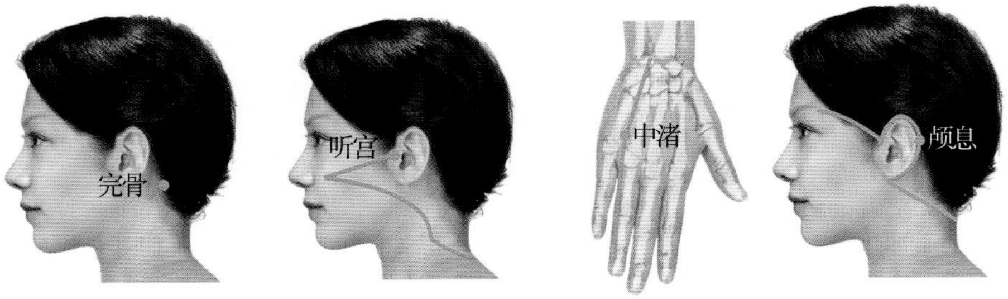

后头痛

（1）用拇指向上弹拨天柱，以胀痛缓解为度。
（2）用拇指按压腰痛点，以胀痛缓解为度。
（3）用拇指弹拨大椎，以局部疼痛缓解为度。
（4）用拇指按揉昆仑，以酸胀为度。

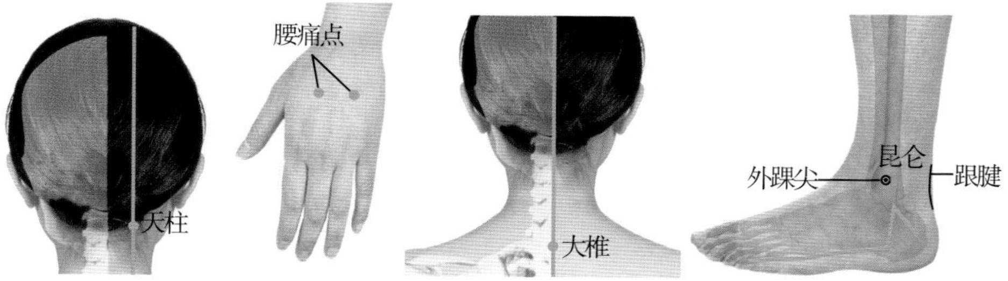

头　痛

（1）用拇指指甲掐于少冲，以局部胀痛为度（类似针刺感为佳），持续 3 分钟。
（2）用拇指指甲掐于关冲，以局部胀痛为度（类似针刺感为佳），持续 3 分钟。
（3）用拇指按压列缺，力至桡骨面，上下按揉，持续 3~5 分钟。
（4）用拇指向上弹拨风池，以胀痛缓解为度。

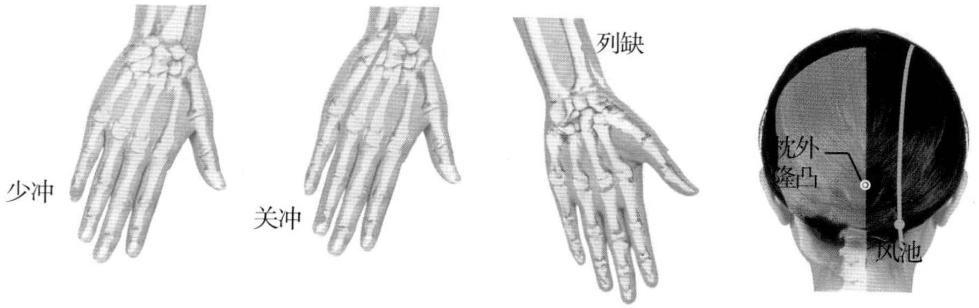

偏头痛

（1）点按率谷，以酸胀为度，每日 2 次。
（2）点按角孙，以酸胀为度，每日 2 次。
（3）用拇指向上弹拨风池，以胀痛缓解为度。
（4）用拇指指甲掐于外关，以局部胀痛为度（有电麻感更佳）。

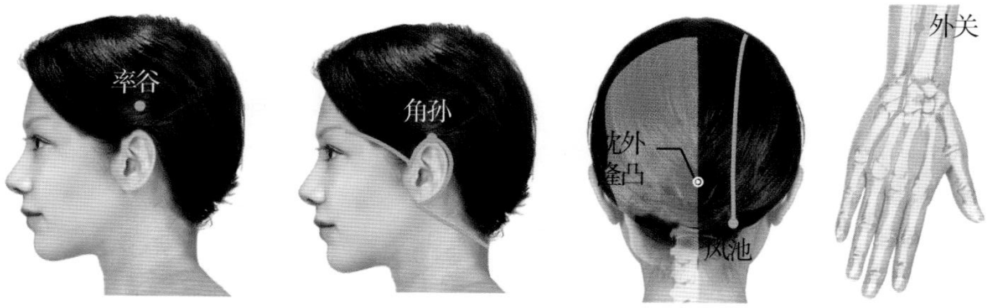

三叉神经痛

（1）用拇指按压列缺，力至桡骨面，上下按揉，持续 3~5 分钟。
（2）用拇指指甲掐于三间，上下搓揉 3~5 分钟。
（3）用示指按揉四白，以酸胀为度。
（4）用拇指按压大迎，配合口之开合 3~5 分钟。

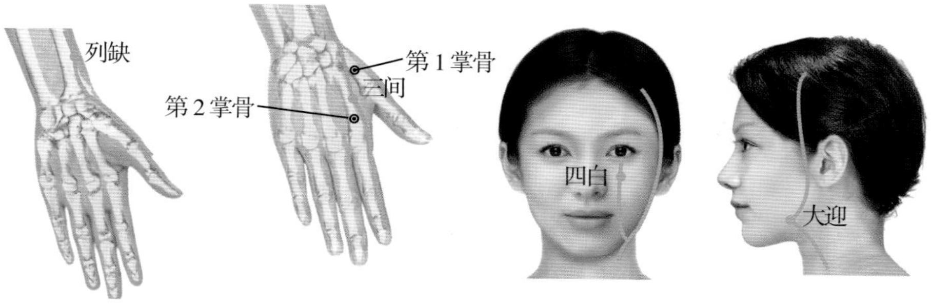

●失 眠

（1）用拇指点按神庭 5 分钟，以酸胀为度，每日睡前按压。
（2）用拇指点按安眠 5 分钟，以酸胀为度，每日睡前按压。
（3）用拳轻敲命门 50 次。
（4）用拇指点按鱼腰 5 分钟，以酸胀为度，每日睡前按压。

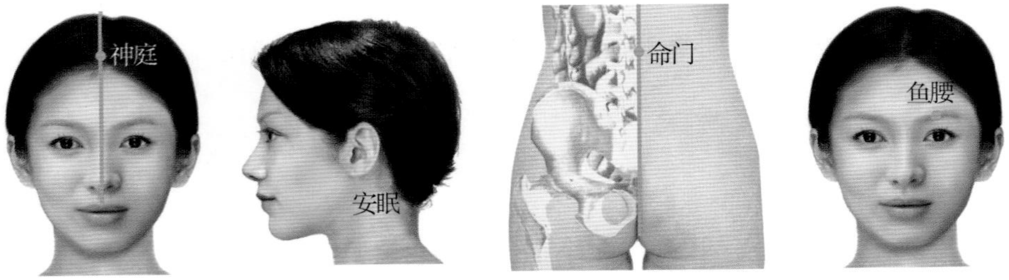

●阿尔茨海默病

（1）两手示指重叠稍用力按压百会，停留片刻后松开，反复 5 ~ 6 下，每日 2 次。
（2）用两手示指按揉四神聪，每个穴位 1 分钟，力度稍重，每日 2 次。
（3）用拇指稍用力按压内关，停留片刻后放松，反复 5 ~ 6 下，每日 2 次。
（4）用拇指稍用力按压神门，停留片刻后放松，反复 5 ~ 6 下。同法按压对侧神门，每日 2 次。

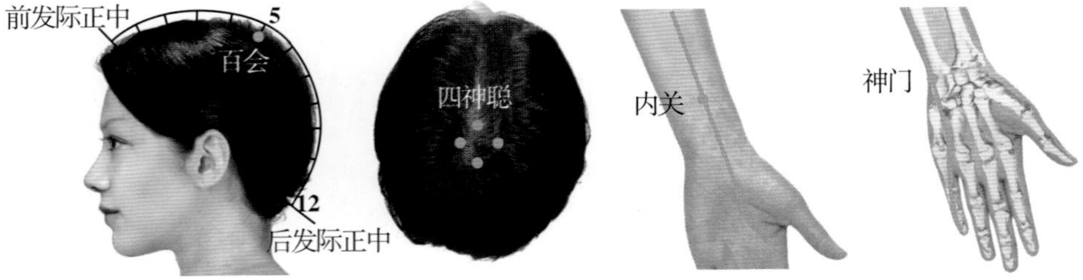

●中风后遗症

（1）用拇指弹拨大椎，以局部疼痛缓解为度，每日 2 次。
（2）用拳敲肩井，以局部肌肉酸胀为度，每日 2 次。
（3）拍打曲池，以局部肌肉酸胀为度，每日 2 次。
（4）按揉手三里，以局部肌肉酸胀为度，每日 2 次。

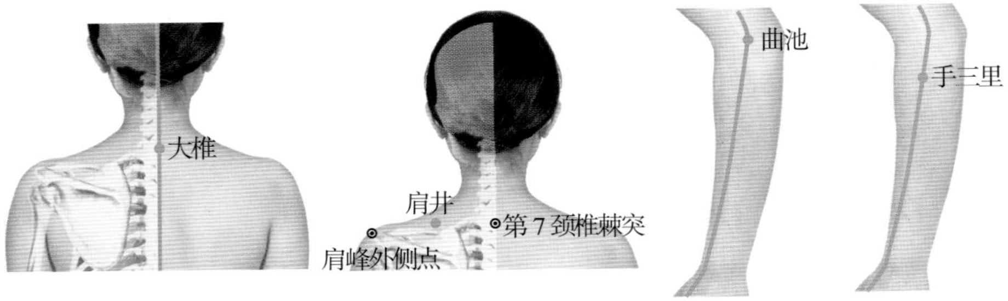

●牙 痛

（1）用拇指指甲掐于内庭，以局部疼痛为度。
（2）用拇指指甲掐于厉兑，以局部疼痛为度。
（3）用拇指指甲掐于合谷，以局部疼痛为度。
（4）用拇指按揉下关，以酸胀为度，配合口开合运动。

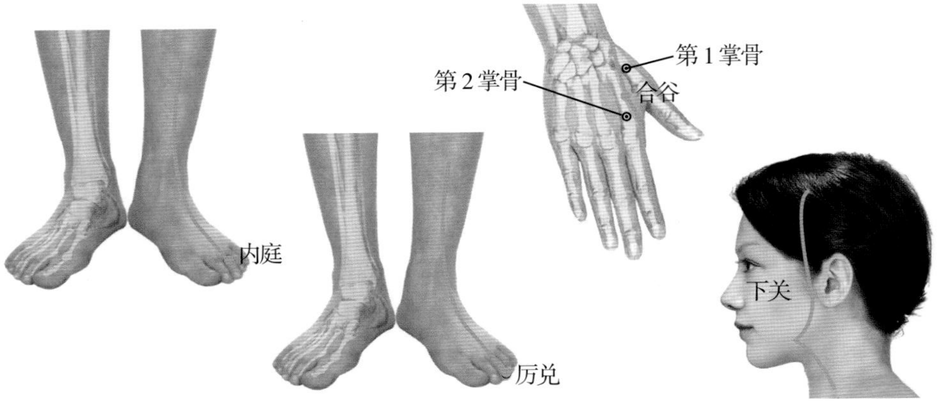

●咽 痛

（1）用拇指按揉天突 10~20 次，同时配合吞咽动作。

（2）用拇指按揉大钟 3~5 分钟，以酸胀为度。

（3）用拇指按揉太溪 3~5 分钟，以酸胀为度。

（4）用拇指按揉合谷 3~5 分钟，以酸胀为度。

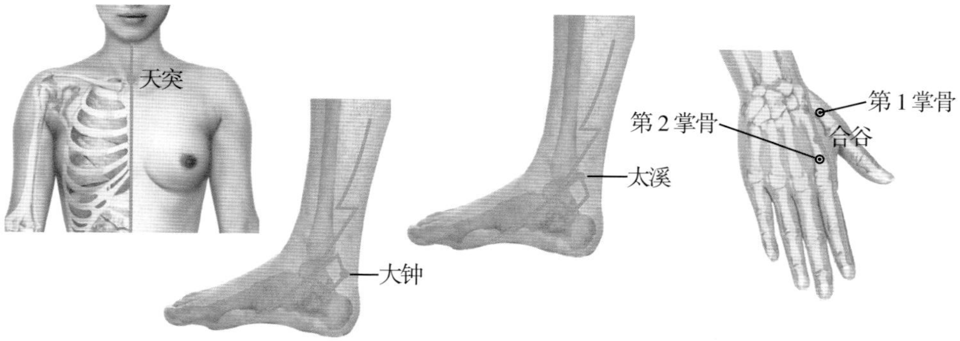

●肩周炎

（1）用拇指按揉肩髃，以酸胀为度，同时配合肩部活动，每日 2 次。

（2）用拇指按揉肩井，以酸胀为度，同时配合肩部活动，每日 2 次。

（3）用拇指按揉条口，以酸胀为度，同时配合肩部活动，每日 2 次。

（4）用拇指按揉犊鼻，以酸胀为度。

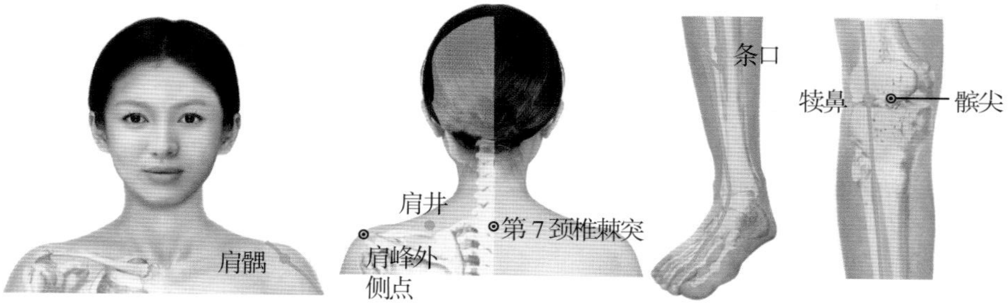

●慢性咽炎

（1）用拇指按揉廉泉 10~20 次，同时配合吞咽动作。

（2）用拇指按揉涌泉 3~5 分钟，以酸胀为度。

（3）用拇指按揉鱼际 3~5 分钟，以酸胀为度。

（4）用拇指按揉太溪 3~5 分钟，以酸胀为度。

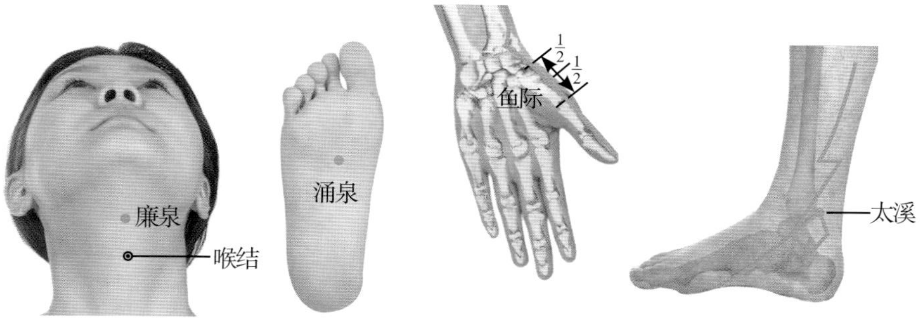

●颈椎病

（1）用拇指弹拨大椎，以局部肌肉酸痛缓解为度，每日 2 次。

（2）用拇指向上弹拨天柱，以胀痛缓解为度。

（3）用拇指指甲掐于后溪，以轻微疼痛为度，并缓慢活动颈椎。

（4）左右弹拨颈夹脊，以局部疼痛缓解为度，并缓慢活动颈椎。

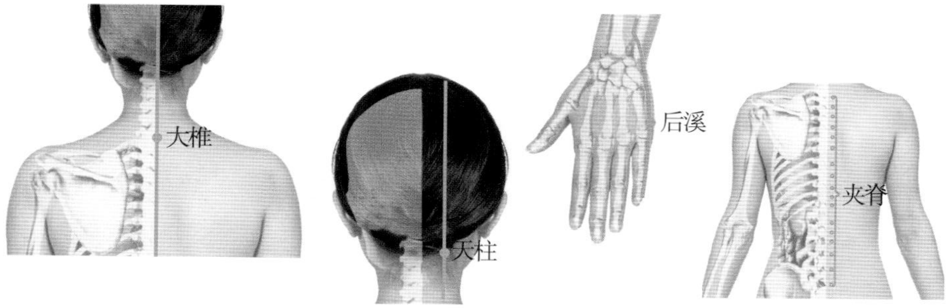

●急性腰扭伤

（1）用拇指点按睛明 5 分钟，以酸胀为度，每日 2 次。
（2）用拇指点按攒竹 5 分钟，以酸胀为度，每日 2 次。
（3）用拇指点按水沟 1~2 分钟，以酸胀为度，每日 2 次。
（4）用拇指按揉养老，并活动腕关节，每日 2 次。

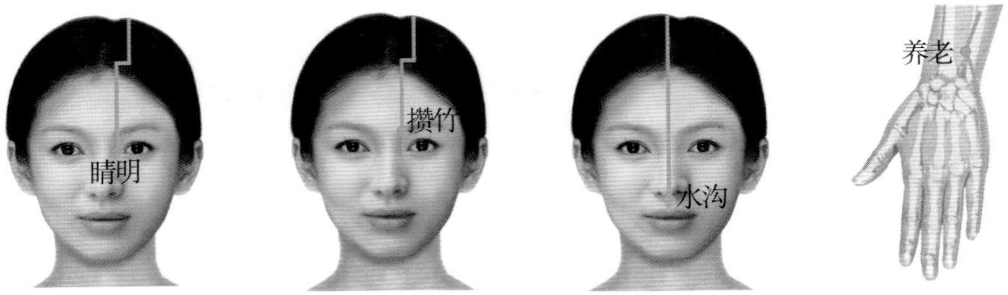

●落　枕

（1）用拇指向上弹拨风池，以胀痛缓解为度。
（2）用拇指点按肩中俞，以胀痛缓解为度，并活动颈部。
（3）用拇指点按秉风，以胀痛缓解为度，并活动颈部。
（4）用拇指点按肩井，以胀痛缓解为度，并活动颈部。

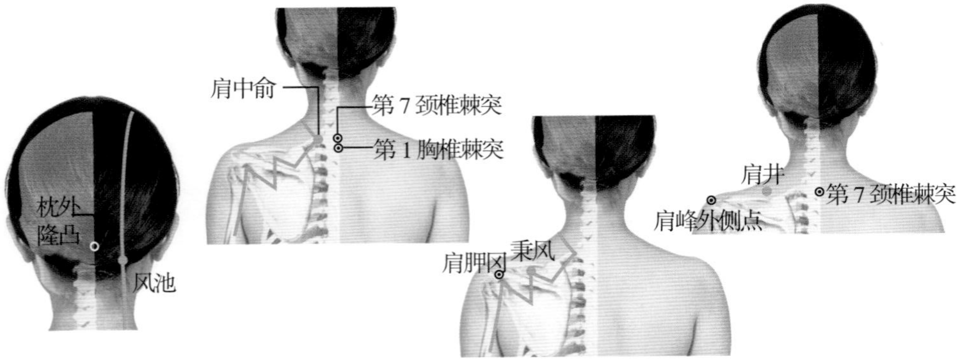

●坐骨神经痛

（1）屈肘，以肘部突起部着力于中渎，以酸胀为度，每日 2 次。
（2）屈肘，以肘部突起部着力于环跳，以酸胀为度，每日 2 次。
（3）用拳敲风市 3~5 分钟，以酸胀为度，每日 2 次。
（4）用拇指按揉阳交 3~5 分钟，以酸胀为度，每日 2 次。

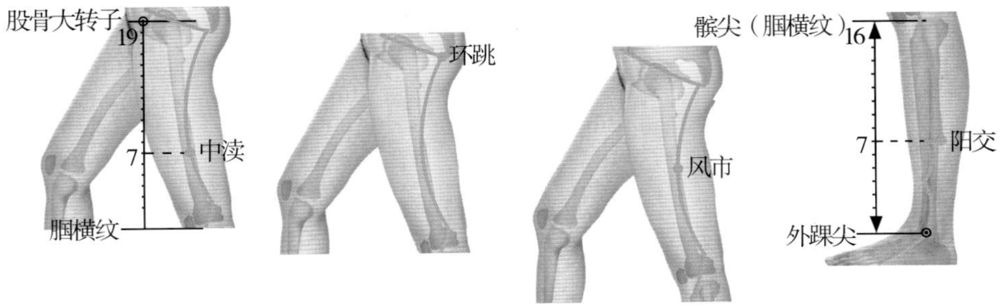

●腰肌劳损

（1）用拇指点按肾俞 5~10 分钟，随呼吸加减力度，每日 2 次。
（2）用拇指端或罗纹面着力于腰阳关，持续不断地推按 3~5 分钟。
（3）用拇指点按大肠俞 5~10 分钟，随呼吸加减力度，每日 2 次。
（4）用拇指按揉八髎 3~5 分钟，以酸胀为度。

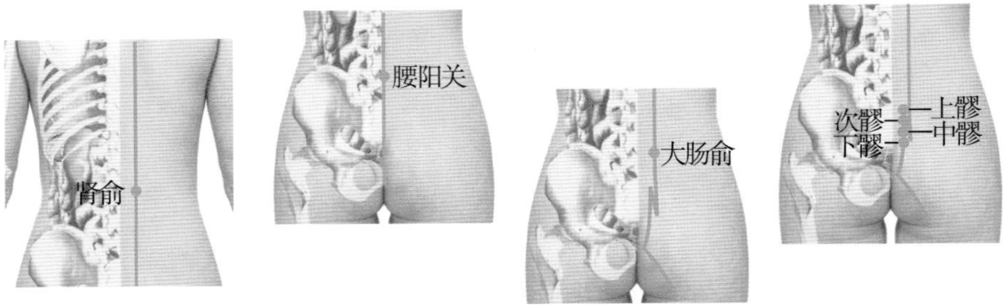

●肱骨外上髁炎（网球肘）

（1）用拇指按揉曲池 3~5 分钟，以酸胀为度。
（2）用拇指按揉肘髎 3~5 分钟，以酸胀为度。
（3）用拇指按揉手三里 3~5 分钟，以酸胀为度。
（4）用拇指按揉合谷 3~5 分钟，以酸胀为度。

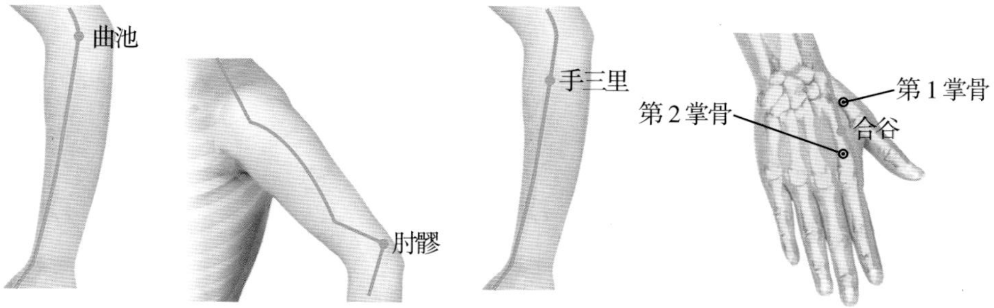

●腕管综合征

（1）用拇指按揉鱼际 3~5 分钟，以酸胀为度，同时轻缓活动腕部。
（2）用拇指按揉阳溪 3~5 分钟，以酸胀为度，同时轻缓活动腕部。
（3）用拇指按揉大陵 3~5 分钟，以酸胀为度，同时轻缓活动腕部。
（4）用拇指按揉阳池 3~5 分钟，以酸胀为度，同时轻缓活动腕部。

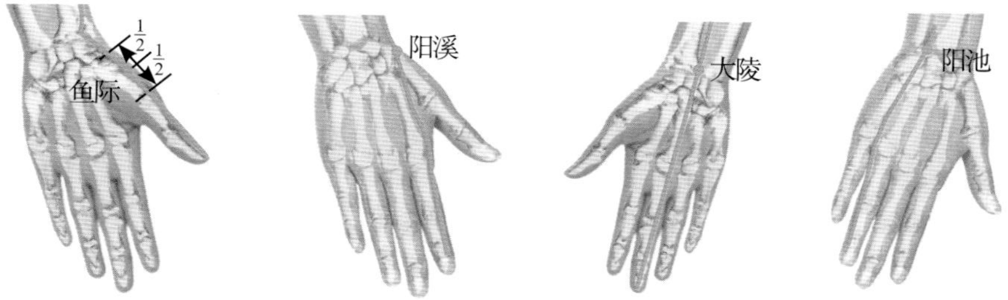

●桡骨茎突狭窄性腱鞘炎

（1）用拇指按揉阳溪 3~5 分钟，以酸胀为度。
（2）用拇指按揉合谷 3~5 分钟，以酸胀为度。
（3）用拇指按揉外关 3~5 分钟，以酸胀为度。
（4）用拇指按揉列缺 3~5 分钟，以酸胀为度。

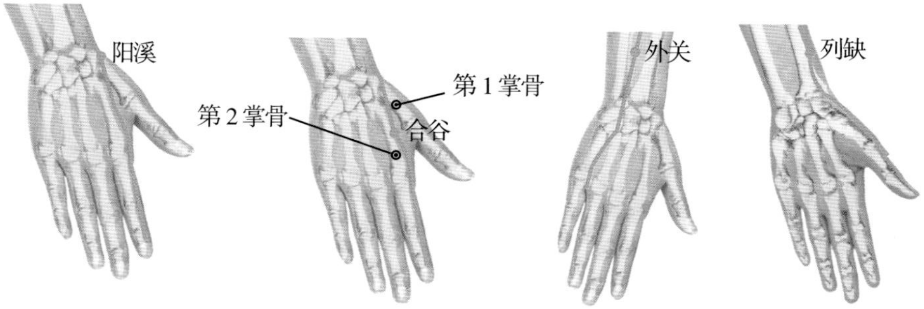

●退行性膝关节炎

（1）用拇指按揉鹤顶，以酸胀为度，同时让膝关节轻缓屈伸。
（2）用拇指点按内、外膝眼 5~10 分钟，每日 2 次。
（3）用拇指按揉阳陵泉 3~5 分钟，以酸胀为度，同时让膝关节轻缓屈伸。
（4）用拇指按揉血海 3~5 分钟，以酸胀为度，同时让膝关节轻缓屈伸。

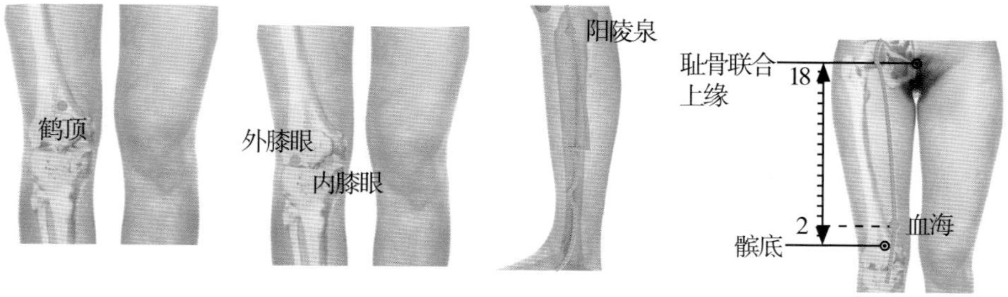

咳嗽痰多

（1）用拇指按揉丰隆 3~5 分钟，以酸胀为度，每日 2 次。
（2）用拇指按揉尺泽 3~5 分钟，以酸胀为度，每日 2 次。
（3）用拇指按揉肺俞 3~5 分钟，以酸胀为度，每日 2 次。
（4）用拇指按揉鱼际 3~5 分钟，以酸胀为度，每日 2 次。

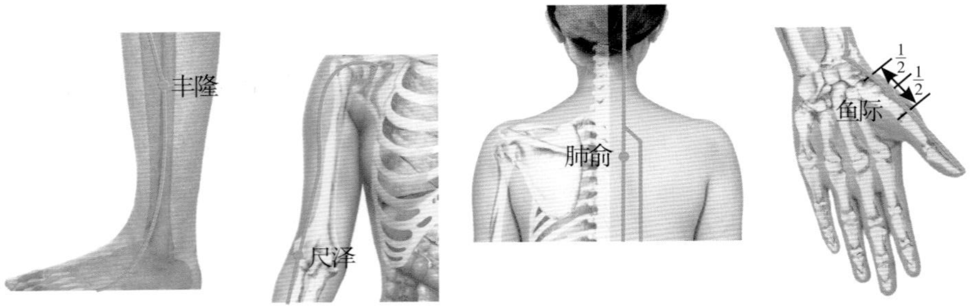

气 喘

（1）用拇指按揉华盖 3~5 分钟，以酸胀为度，每日 2 次。
（2）用拇指按揉灵台 3~5 分钟，以酸胀为度，每日 2 次。
（3）用拇指按揉肺俞 3~5 分钟，以酸胀为度，每日 2 次。
（4）用拇指按揉鱼际 3~5 分钟，以酸胀为度，每日 2 次。

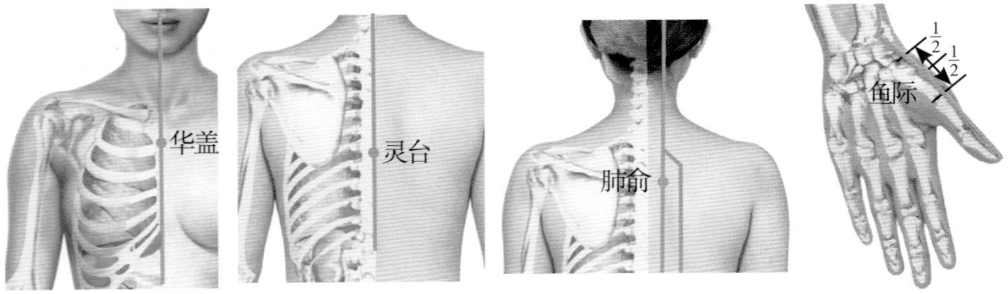

咳 嗽

（1）用拇指按揉俞府 3~5 分钟，以酸胀为度，每日 2 次。
（2）用拇指按揉玉堂 3~5 分钟，以酸胀为度，每日 2 次。
（3）用拇指按揉肺俞 3~5 分钟，以酸胀为度，每日 2 次。
（4）用拇指按揉中府 3~5 分钟，以酸胀为度，每日 2 次。

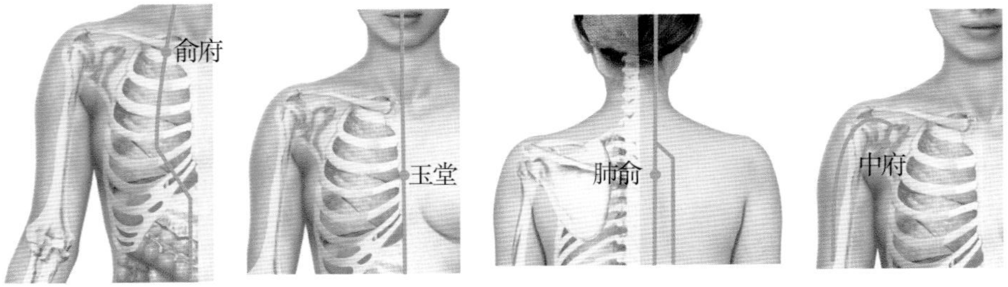

胸 闷

（1）用拇指按揉乳根 3~5 分钟，以酸胀为度，每日 2 次。
（2）用拇指按揉膻中 3~5 分钟，以酸胀为度，每日 2 次。
（3）用拇指指甲掐按内关 3~5 分钟，以轻微疼痛为度（有电麻感为佳），每日 2 次。
（4）用拇指按揉中府 3~5 分钟，以酸胀为度，每日 2 次。

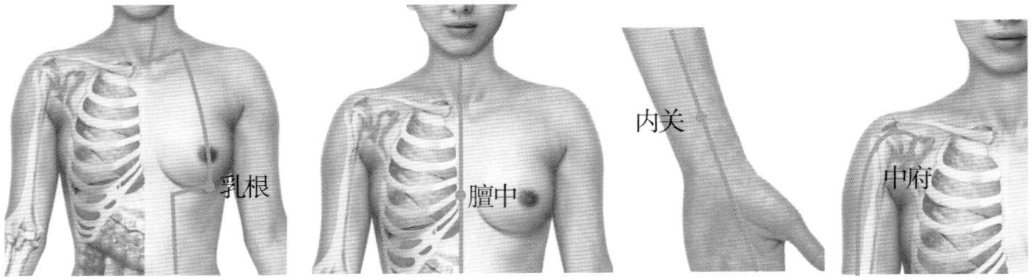

感　冒

（1）用双手拇指同时按揉双侧迎香，以鼻窍稍通为度，每日 2 次。

（2）用拇指弹拨风池，以酸胀为度，每日 2 次。

（3）用拇指按揉肩井 3~5 分钟，以酸胀为度，每日 2 次。

（4）用拇指按揉附分 3~5 分钟，以酸胀为度，每日 2 次。

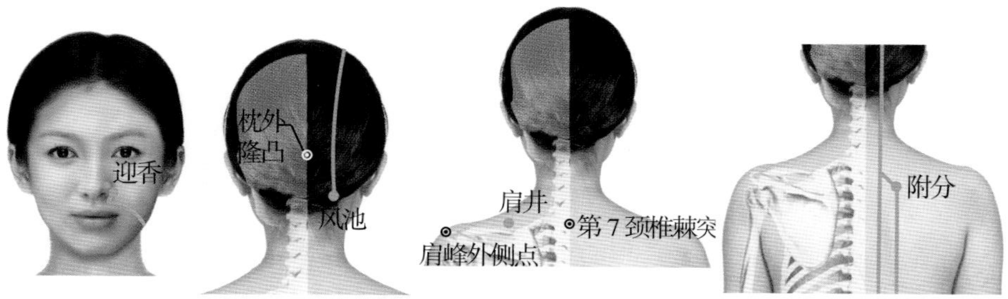

肺　炎

（1）用拇指按揉天溪 3~5 分钟，以酸胀为度，每日 2 次。

（2）用拇指按揉膻中 3~5 分钟，以酸胀为度，每日 2 次。

（3）用拇指按揉肺俞 3~5 分钟，以酸胀为度，每日 2 次。

（4）用拇指指甲掐按太渊 3~5 分钟，以每日 2 次。

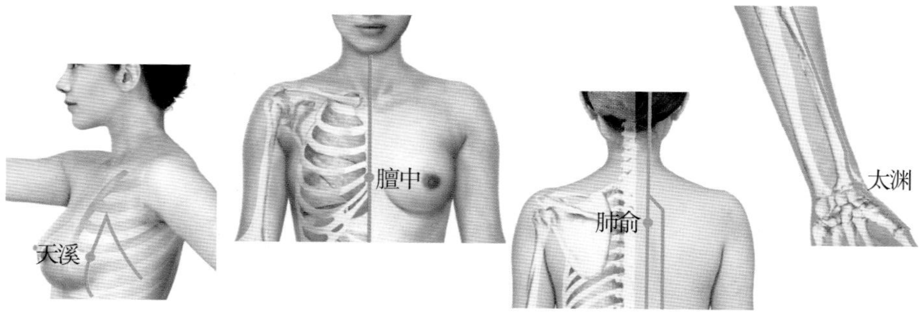

支气管哮喘

（1）用拇指按揉尺泽 3~5 分钟，以酸胀为度，每日 2 次。

（2）用拇指按揉周荣 3~5 分钟，以酸胀为度，每日 2 次。

（3）用拇指按揉膻中 3~5 分钟，以酸胀为度，每日 2 次。

（4）用拇指按揉肺俞 3~5 分钟，以酸胀为度，每日 2 次。

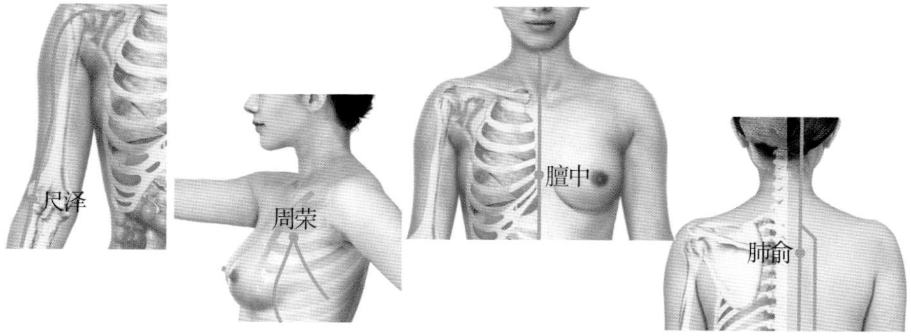

心　悸

（1）用拇指按揉极泉 3~5 分钟，以酸胀为度。

（2）用拇指指甲掐按神门 3~5 分钟，以轻微疼痛为度。

（3）用拇指按揉膻中 3~5 分钟，以酸胀为度，每日 2 次。

（4）用拇指按揉心俞 3~5 分钟，以酸胀为度，每日 2 次。

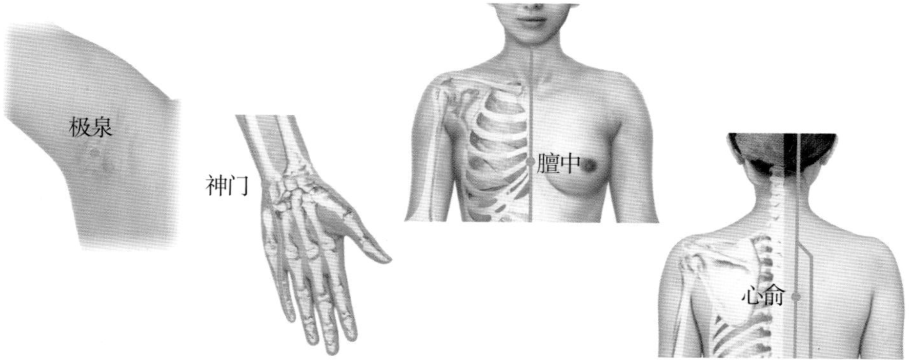

●心绞痛

（1）用拇指按揉厥阴俞 3~5 分钟，以疼痛为度，每日 2 次。

（2）用拇指按揉心俞 3~5 分钟，以疼痛为度，每日 2 次。

（3）用拇指指甲掐按内关 3~5 分钟，以疼痛为度，每日 2 次。

（4）用拇指按揉青灵 3~5 分钟，以酸胀为度，每日 2 次。

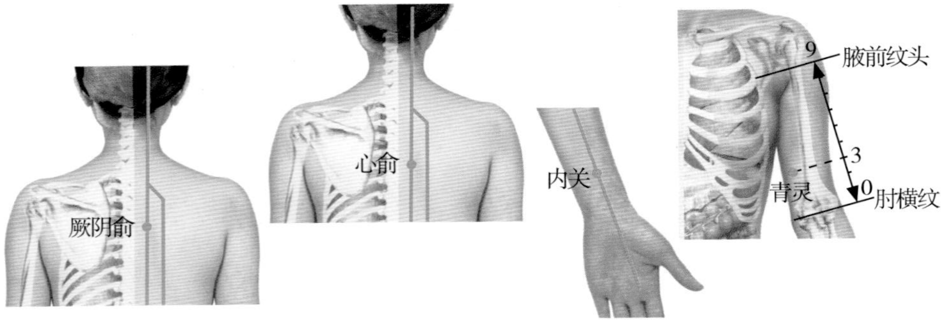

●呃　逆

（1）用拇指点按天突，并配合吞咽动作，持续 1~3 分钟。

（2）用拇指按压膈俞 3~5 分钟，以酸胀为度，每日 2 次。

（3）用拇指指甲掐按攒竹 3~5 分钟，每日 2 次。

（4）顺时针掌揉中脘 36 次，每日 2 次。

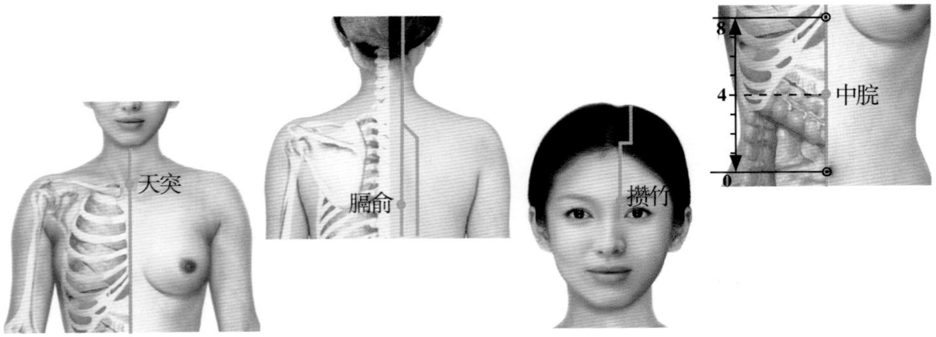

●冠心病

（1）用拇指按揉极泉 3~5 分钟，以酸胀为度，每日 2 次。

（2）用拇指按揉心俞 3~5 分钟，以疼痛为度，每日 2 次。

（3）用拇指指甲掐按内关 3~5 分钟，以疼痛为度，每日 2 次。

（4）用拇指指甲掐按神门 3~5 分钟，以疼痛为度，每日 2 次。

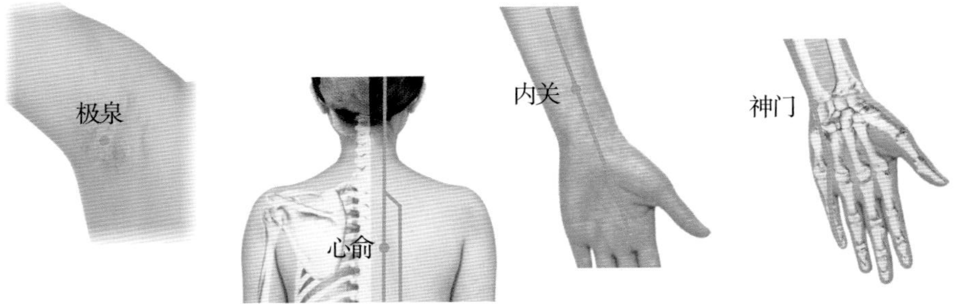

●胃　痛

（1）用拇指按揉梁丘 3~5 分钟，以酸胀为度，每日 2 次。

（2）用拇指按揉足三里 3~5 分钟，以酸胀为度，每日 2 次。

（3）指掐太白 3~5 分钟，以酸胀为度，每日 2 次。

（4）顺时针掌揉中脘 36 次，再逆时针掌揉中脘 36 次，每日 2 次。

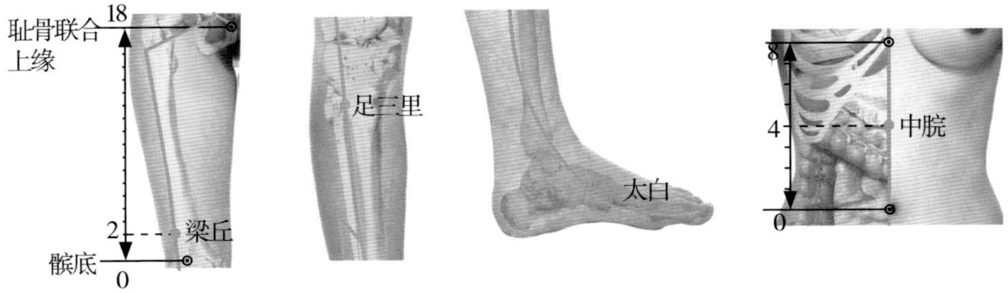

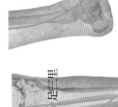

●消化不良

（1）掌揉石门 3~5 分钟，每日 3 次。

（2）顺时针掌揉神门 5~10 分钟，每日 3 次。

（3）用拇指按揉阳纲 3~5 分钟，以酸胀为度，每日 3 次。

（4）用拇指按揉意舍 3~5 分钟，以酸胀为度，每日 3 次。

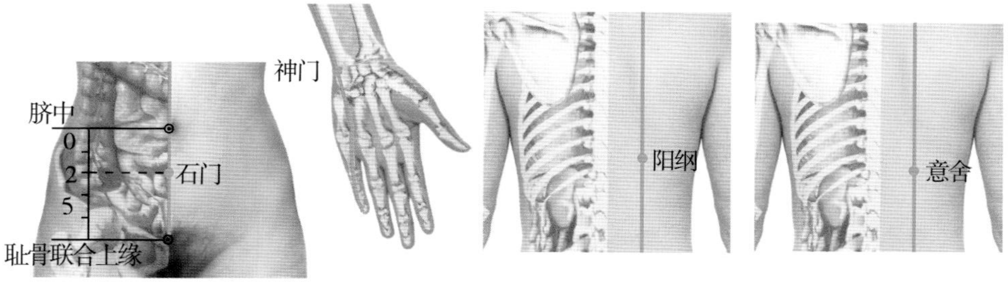

●膈肌痉挛

（1）双手握拳用指间关节稍用力按压胃俞 2 分钟后放松，反复 5~6 次。

（2）示，中二指并拢按揉中脘，顺时针方向揉转 2 分钟，力度稍重，每日 2 次。

（3）用拇指用力按压内关，停留片刻后放松，反复 5~6 次，每日 2 次。

（4）双手握拳绕于背后，用掌指关节稍用力按压膈俞，停留片刻后放松，反复 5~6 次。

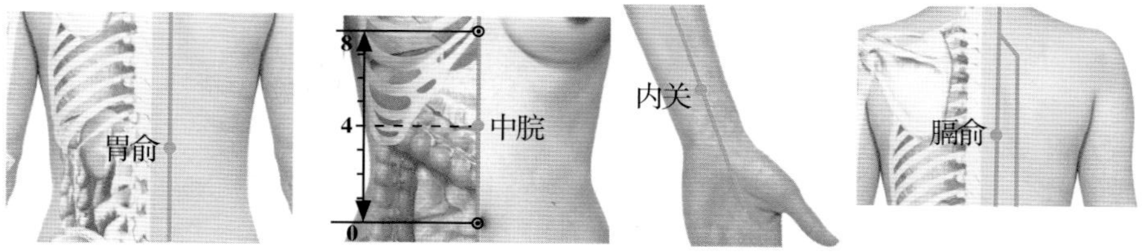

●腹 痛

（1）指掐外关 3~5 分钟，以酸胀为度，每日 2 次。

（2）用拇指点按上巨虚 3~5 分钟，以酸胀为度，每日 2 次。

（3）掌揉归来 3~5 分钟，每日 2 次。

（4）掌揉天枢 3~5 分钟，每日 2 次。

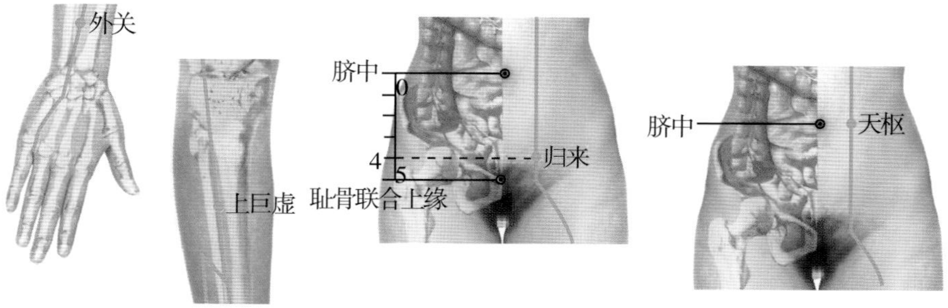

●呕 吐

（1）用以拇指指甲掐按支沟 3~5 分钟，以酸胀为度，每日 2 次。

（2）用拇指按揉公孙 3~5 分钟，以酸胀为度，每日 2 次。

（3）用拇指按揉丰隆 3~5 分钟，以酸胀为度，每日 2 次。

（4）用拇指按揉膻中 3~5 分钟，以酸胀为度，每日 2 次。

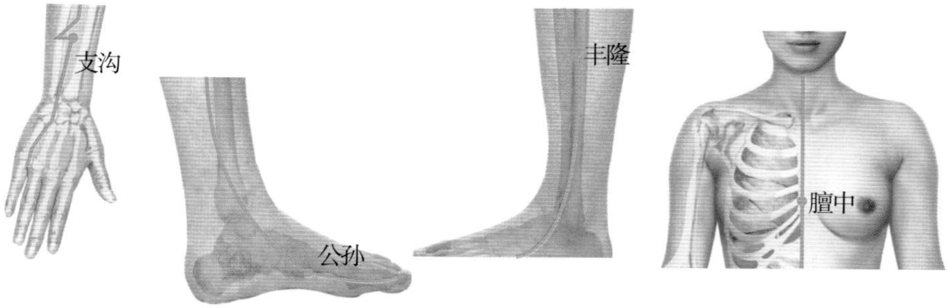

●便 秘

（1）顺时针掌揉大横 3~5 分钟，每日 3 次。
（2）顺时针掌揉中脘 3~5 分钟，每日 3 次。
（3）顺时针掌揉商曲 3~5 分钟，每日 3 次。
（4）顺时针掌揉胃仓 3~5 分钟，每日 3 次。

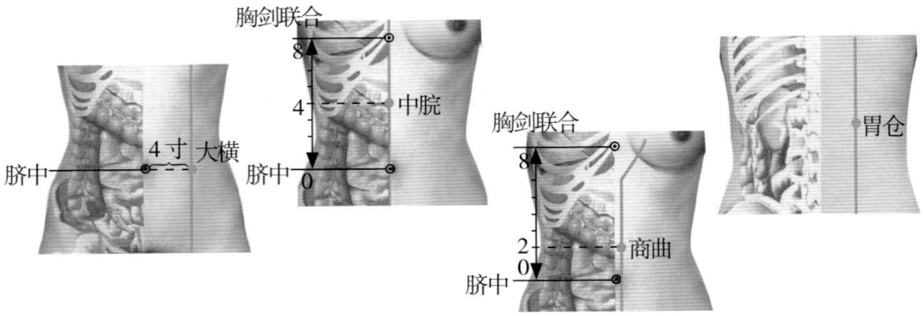

●胃 炎

（1）逆时针掌揉腹通谷 3~5 分钟，每日 3 次。
（2）顺时针掌揉中脘 3~5 分钟，每日 3 次。
（3）用拇指按揉足三里 3~5 分钟，以酸胀为度，每日 3 次。
（4）顺时针掌揉下脘 3~5 分钟，每日 3 次。

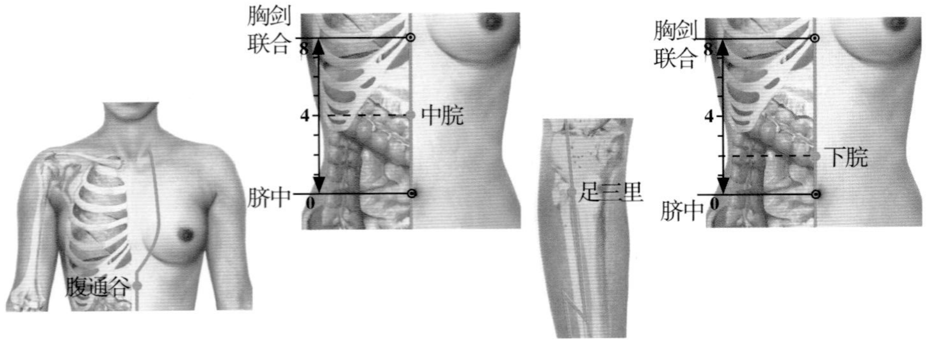

●腹 泻

（1）逆时针掌揉商曲 3~5 分钟，每日 3 次。
（2）逆时针掌揉天枢 3~5 分钟，每日 3 次。
（3）用拇指按揉大肠俞 3~5 分钟，以酸胀为度，每日 3 次。
（4）用拇指以中等力度点按三阴交 3~5 分钟，每日 3 次。

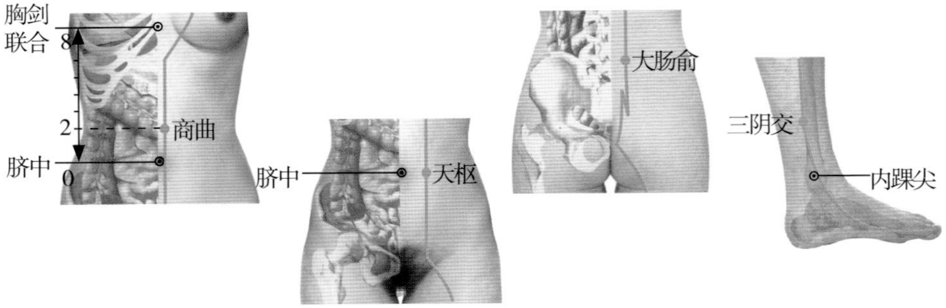

●肠 炎

（1）用拇指按揉曲泽 3~5 分钟，以酸胀为度，每日 3 次。
（2）用拇指掐按隐白 1~3 分钟，以轻微疼痛为度，每日 2 次。
（3）逆时针掌揉天枢 3~5 分钟，每日 3 次。
（4）用拇指按揉交信 3~5 分钟，以酸胀为度，每日 3 次。

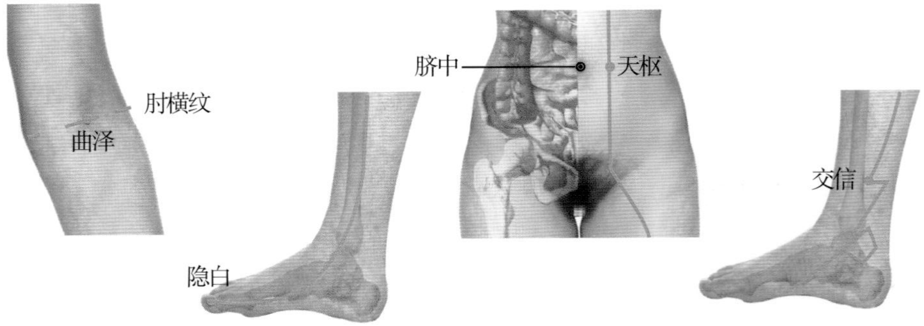

●慢性胆囊炎

（1）用拇指掐按胆囊 1~3 分钟，以轻微疼痛为度，每日 3 次。

（2）用拇指按揉肝俞 3~5 分钟，以酸胀为度，每日 3 次。

（3）用拇指按揉胆俞 3~5 分钟，以酸胀为度，每日 3 次。

（4）用拇指按揉章门 3~5 分钟，以酸胀为度，每日 3 次。

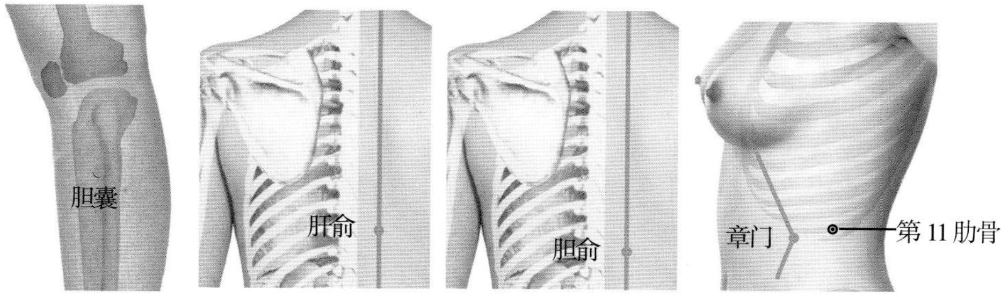

●痔 疮

（1）用拇指掐按二白 1~3 分钟，以轻微疼痛为度，每日 2 次。

（2）用拇指按揉长强 3~5 分钟，以酸胀为度，每日 3 次。

（3）用拇指按揉承山 3~5 分钟，以酸胀为度，每日 3 次。

（4）用拇指按揉昆仑 3~5 分钟，以酸胀为度，每日 3 次。

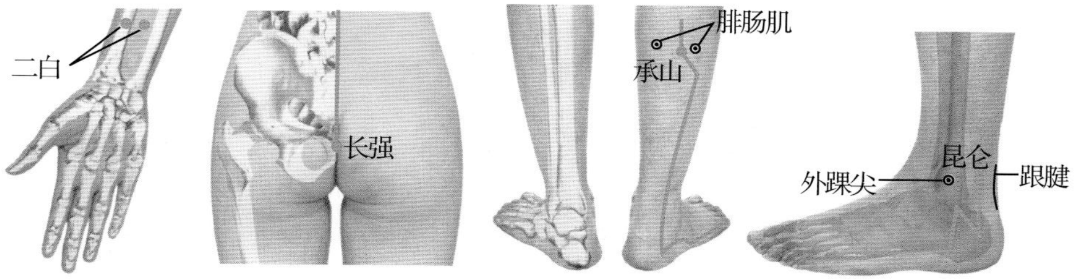

●水 肿

（1）用拇指用力按揉阴市 3~5 分钟，以酸胀为度，每日 3 次。

（2）用拇指按揉筑宾 3~5 分钟，以酸胀为度，每日 3 次。

（3）用拇指按揉水分 3~5 分钟，以酸胀为度，每日 3 次，可配合艾灸。

（4）用拇指按揉支沟 3~5 分钟，以酸胀为度，每日 3 次。

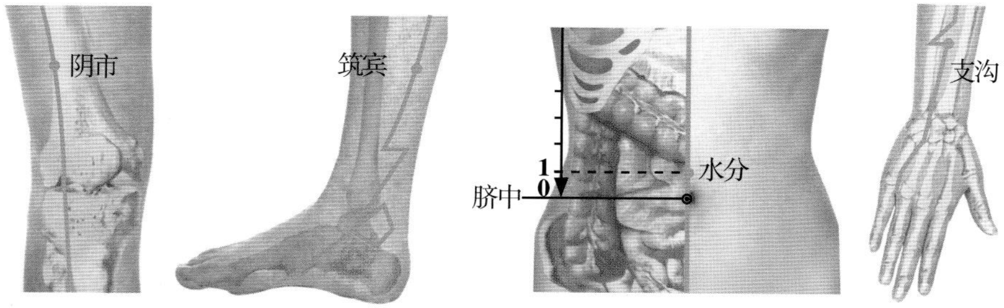

●脱 肛

（1）用拇指按揉承山 3~5 分钟，以酸胀为度，每日 3 次。

（2）用拇指按揉腰俞 3~5 分钟，以酸胀为度，每日 3 次。

（3）用拇指按揉长强 3~5 分钟，以酸胀为度，每日 3 次。

（4）用拇指按揉秩边 3~5 分钟，以酸胀为度，每日 3 次。

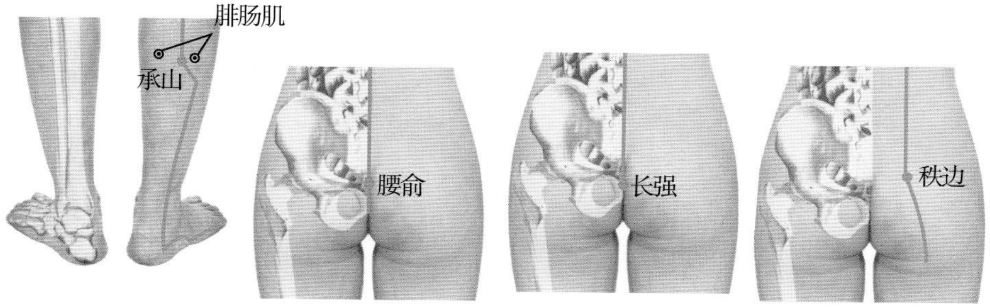

尿潴留

（1）屈肘，以肘部突起部着力于承扶按压 3~5 分钟，以酸胀为度，每日 3 次。

（2）用拇指按揉足五里 3~5 分钟，以酸胀为度，每日 3 次。

（3）用拇指按揉白环俞 3~5 分钟，以酸胀为度，每日 3 次。

（4）用拇指按揉上髎 3~5 分钟，以酸胀为度，每日 3 次。

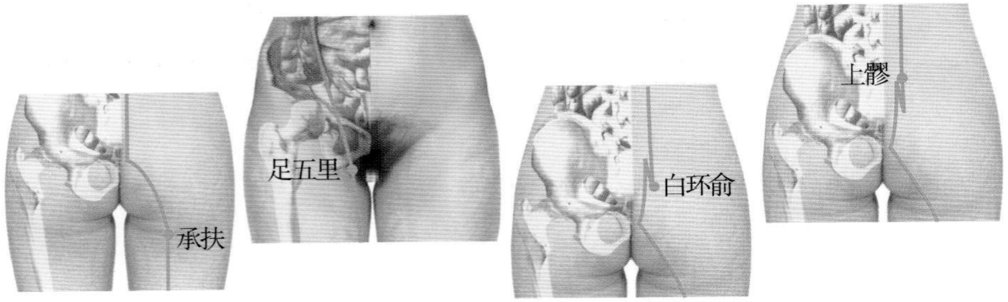

膀胱炎

（1）用拇指按揉水道 3~5 分钟，以酸胀为度，每日 2 次。

（2）用拇指按揉中极 3~5 分钟，以酸胀为度，每日 2 次。

（3）用拇指按揉膀胱俞 3~5 分钟，以酸胀为度，每日 3 次。

（4）用拇指按揉带脉 3~5 分钟，以酸胀为度，每日 3 次。

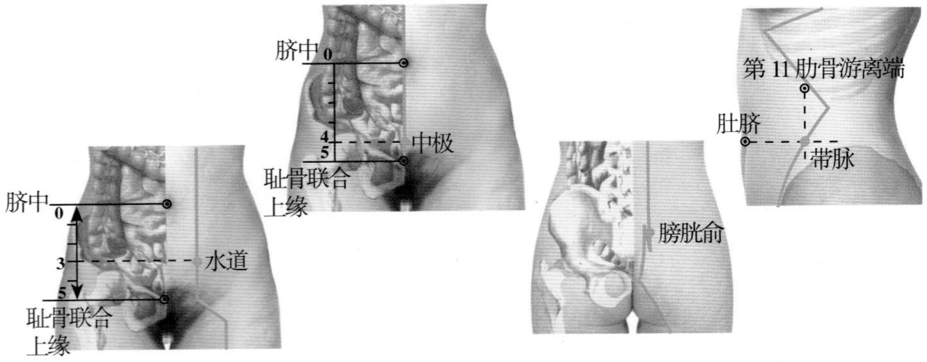

遗　尿

（1）用拇指按揉足五里 3~5 分钟，以酸胀为度，每日 3 次。

（2）用拇指按揉肾俞 3~5 分钟，以酸胀为度，每日 3 次。

（3）用拇指按揉命门 3~5 分钟，以酸胀为度，每日 3 次。

（4）用拇指按揉大肠俞 3~5 分钟，以酸胀为度，每日 3 次。

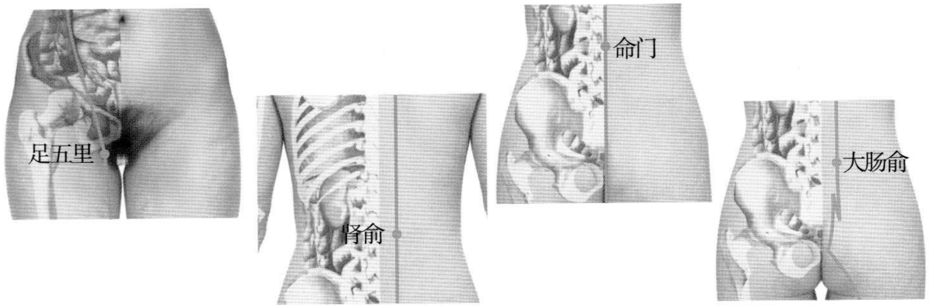

阳　痿

（1）用拇指按揉中极 3~5 分钟，以酸胀为度，每日 2 次。

（2）用拇指按揉关元 3~5 分钟，以酸胀为度，每日 2 次，配合艾灸效果更佳。

（3）用拇指按揉三阴交 3~5 分钟，以酸胀为度，每日 2 次。

（4）用拇指按揉膏肓 3~5 分钟，以酸胀为度，每日 2 次。

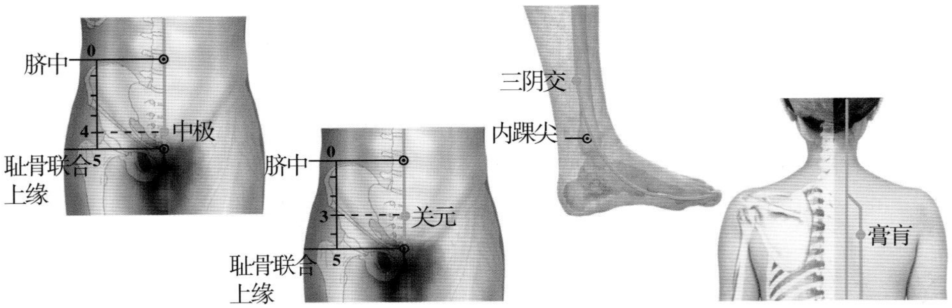

●肾 炎

（1）用拇指按揉复溜 3~5 分钟，以酸胀为度，每日 2 次。

（2）用拇指按揉或掐按期门 3~5 分钟，以酸胀为度，每日 2 次。

（3）用拇指按揉或弹拨腰夹脊 3~5 分钟，以酸胀为度，每日 2 次。

（4）用拇指按揉肾俞 3~5 分钟，以酸胀为度，每日 2 次。

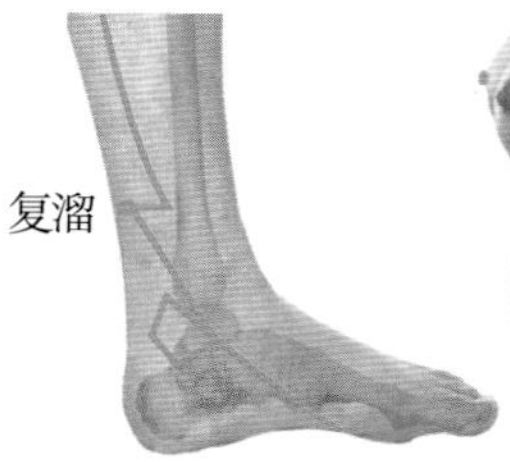

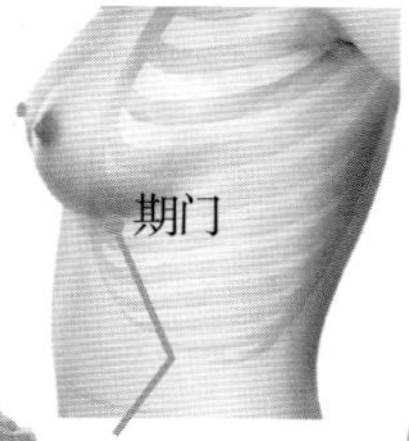

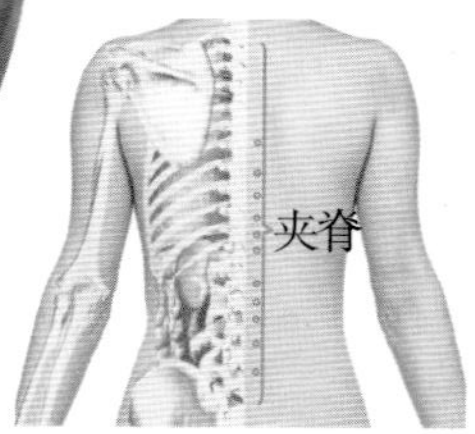

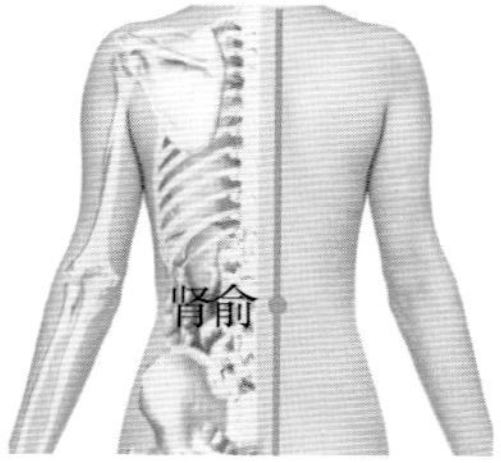

●痛 经

（1）用拇指按揉气海 3~5 分钟，以酸胀为度，每日 2 次，配合艾灸效果更佳。

（2）用拇指按揉关元 3~5 分钟，以酸胀为度，每日 2 次，配合艾灸效果更佳。

（3）用拇指按揉肾俞 3~5 分钟，以酸胀为度，每日 2 次，配合艾灸效果更佳。

（4）用拇指按揉八髎 3~5 分钟，以酸胀为度，每日 2 次，配合艾灸效果更佳。

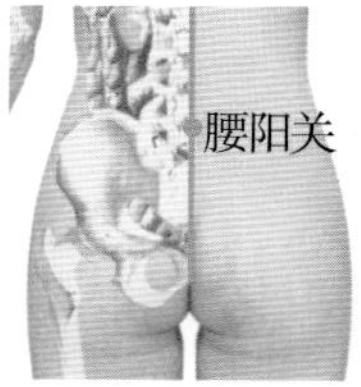

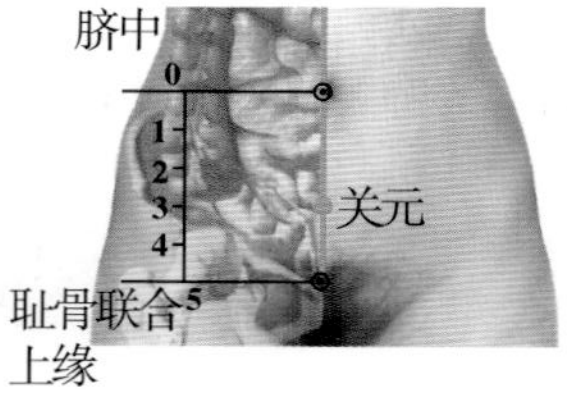

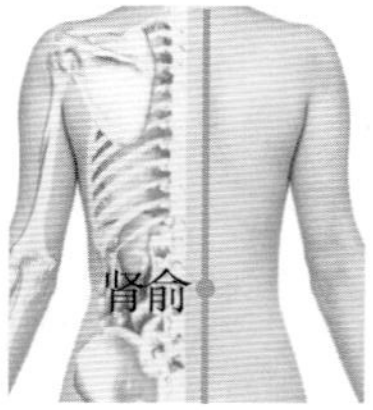

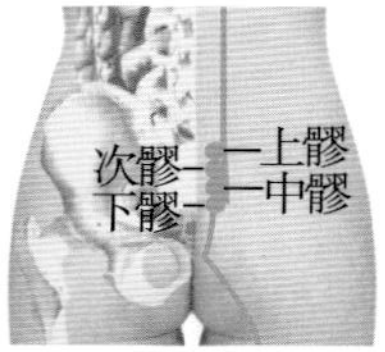

●乳腺炎

（1）用拇指按揉膺窗 3~5 分钟，以酸胀为度，每日 2 次。

（2）用拇指按揉膻中 3~5 分钟，以酸胀为度，每日 2 次。

（3）用拇指按揉乳根 3~5 分钟，以酸胀为度，每日 2 次。

（4）用拇指按揉少泽 3~5 分钟，以酸胀为度，每日 2 次。

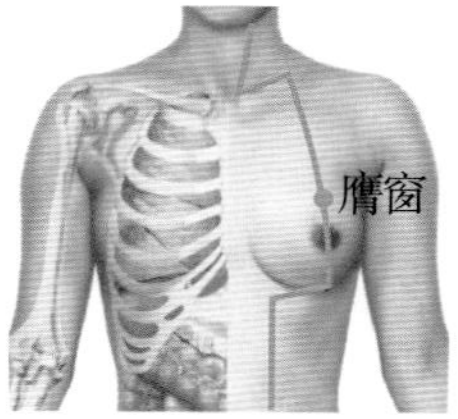

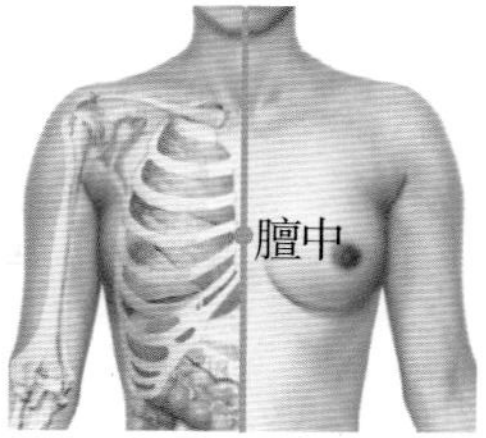

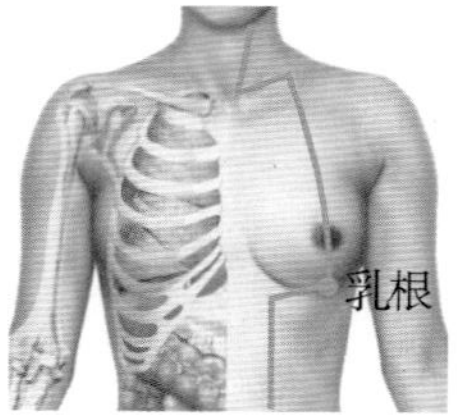

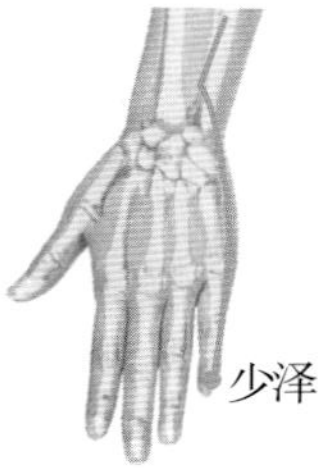

●月经不调

（1）用拇指按揉腰阳关 3~5 分钟，以酸胀为度，每日 2 次，可配合艾灸。

（2）用拇指按揉居髎 3~5 分钟，以酸胀为度，每日 2 次，可配合艾灸。

（3）用拇指按揉三阴交 3~5 分钟，以酸胀为度，每日 2 次，可配合艾灸。

（4）用拇指按揉地机 3~5 分钟，以酸胀为度，每日 2 次，可配合艾灸。

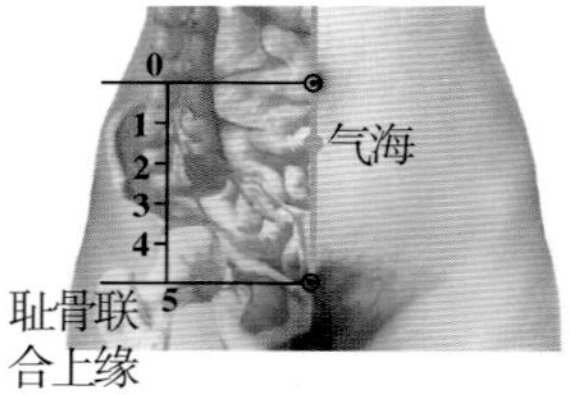

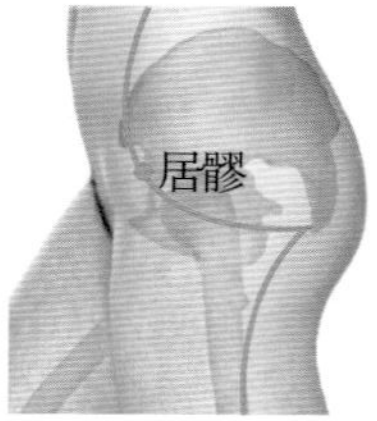

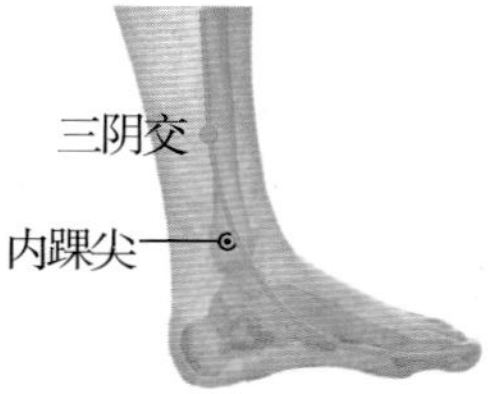

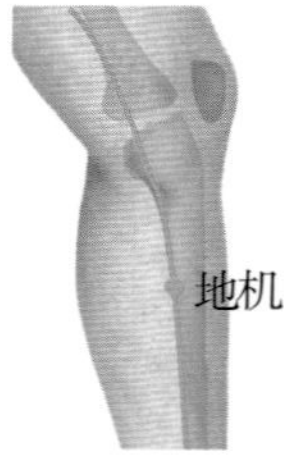

●闭 经

（1）用拇指按揉会阴 3~5 分钟，以酸胀为度，每日 2 次。

（2）用拇指按揉三阴交 3~5 分钟，以酸胀为度，每日 2 次。

（3）用拇指按揉肾俞 3~5 分钟，以酸胀为度，每日 2 次，可配合艾灸。

（4）用拇指按揉支沟 3~5 分钟，以酸胀为度，每日 2 次。

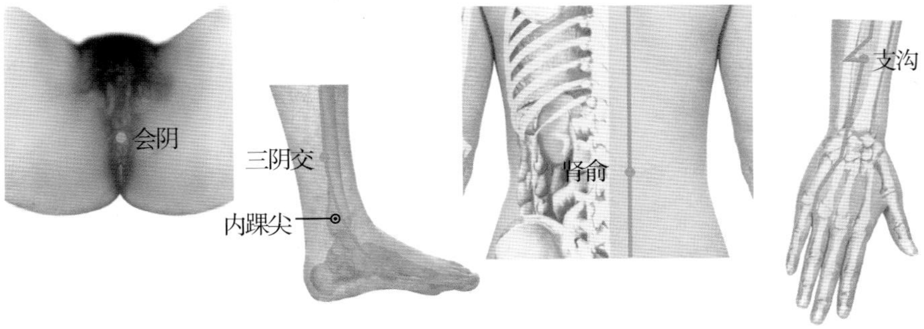

●高血压

（1）用拇指掐按风池 3~5 分钟，以酸胀为度，每日 2 次。

（2）用拇指按揉前顶 3~5 分钟，以酸胀为度，每日 2 次。

（3）用拇指按揉囟会 3~5 分钟，以酸胀为度，每日 2 次。

（4）用拇指按揉曲池 3~5 分钟，以酸胀为度，每日 2 次。

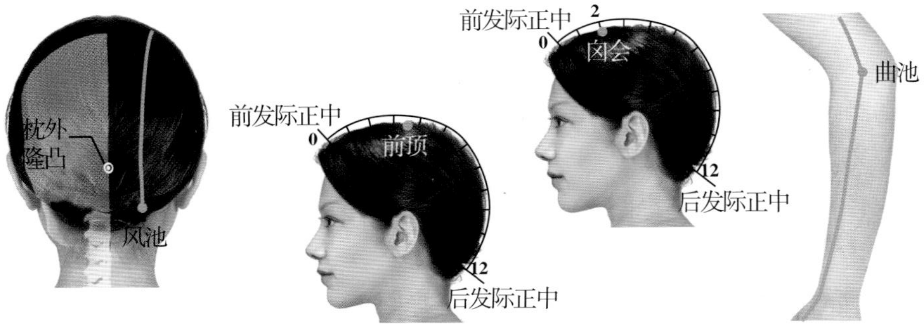

●小儿腹泻

（1）补脾经：将小儿拇指屈曲，以拇指端循小儿拇指指尖桡侧缘向指根方向直推 100~500 次。

（2）补大肠：固定小儿示指，以拇指指端由小儿示指指尖向虎口推 100~500 次。

（3）分推腹阴阳：小儿仰卧，用两拇指指端沿肋弓角边缘或自中脘至脐，向两旁分推 100~200 次。

（4）揉足三里：以拇指指腹稍用力按揉足三里 20~100 次。

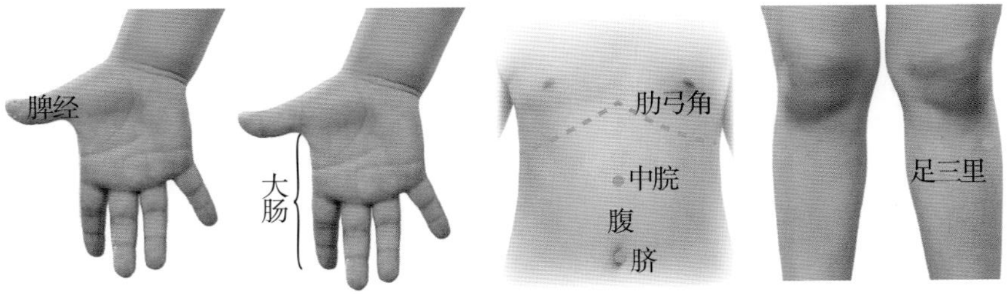

●小儿便秘

（1）清大肠：固定小儿示指，以拇指指端由小儿虎口推向示指指尖，100~500 次。

（2）掐揉膊阳池：用拇指甲掐膊阳池 3~5 次，然后揉膊阳池 100~500 次。

（3）摩腹：用掌面或四指顺时针摩腹 5 分钟。

（4）掐龟尾：用拇指甲掐龟尾 3~5 次。

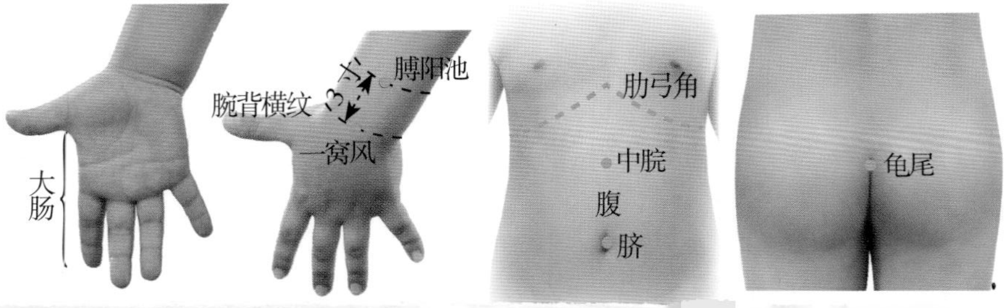